「FIT療法」の効果的な治療ポイント

よくわかる 超音波療法

ふじい接骨院院長
藤井裕文

三和書籍

はじめに

私は伊藤超短波株式会社様[※]のお陰で、2009年2月からの9年間で158回のセミナー講師をさせていただき、延べ4200人以上の先生方に受講していただいています。

【FIT療法】とは、ふじい式（F）・インパクト（I）・Three Minutes（T）の頭文字から私が命名したもので【超音波治療器を使用し3分間で各疾患に対して衝撃的な改善をするためのオリジナル治療法】のことです。

現在まで、北海道から沖縄まで日本全国でセミナーをさせていただき、多くの受講者から「是非とも先生に本を作って欲しい」、「様々な症例に対しての照射ポイントが知りたい」等、多くの声と希望があり、この度本を制作しました。

【FIT療法】開発のきっかけは今から約25年前にさかのぼります。私が所属しているスタディグループの勉強会で、伊藤超短波株式会社学術部の講師O氏より超音波エネルギーに対する学術と使用方法の講義を受ける機会があり、その際に「超音波の導子を1.5倍以上動かさない」この言葉から、私の超音波療法の探求が始まりました。

その後、約10年が経過した頃に伊藤超短波株式会社の当院の担当者がT氏に変更になり、私の接骨院に定期的に訪問するようになり事態が大きく進展しました。このT氏との出会いが【FIT療法】の始まりとなったのです。

当時T氏は何度も私に超音波の治療ポイントについての情報を伝えに訪問を繰り返し、時にはダメだしもし、それでも繰り返し訪問をする非常に熱心な営業マンでした。T氏がたまたま訪問した際に、寝違えの患者さんが来院されていました。その時、T氏に私の横にきてもらい「これから、私の超音波の使い方を見せるから見てて。3分で効果を見せるからね。首を動かせるようにするから見てて」とT氏に私の超音波治療を見せました。患者さんの頸の可動域を元に戻し患者さんの笑顔をT氏に見せました。

この結果に衝撃を受けたT氏より「藤井先生の超音波療法を是非一緒に研究させて欲しい」と申し出があり、そこから約1年半にわたり毎週1回、診療が終わってから深夜までこの本で紹介する各疾患について探求する日々が始まりました。

各疾患についての解剖学見地・超音波療法の作用機序・どの筋肉・どの神経が、何が原因かを一から勉強し調べあげ、その後超音波治療で効果的な治療ポイントはどこかを調べてお互い超音波を照射し合い効果性・安全性を確認しました。実際に当院の患者様にも協力して頂きました。経過観察も行い、効果が今一つの場合は違う照射ポイントを探す。この疾患では効果的な治療ポイントはどこか。それを徹底的に追及しました。研究を重ねる中で「より短時間で効果的に結果を出すこと」を追及し、改良を重ねて【FIT療法】が誕生しました。

私とT氏の深夜の探求・研究には、たまにT氏がゲストを連れてくることがありました。そのゲストは超音波療法に否定的な考えをもっている先生やこれから導入を検討している先生でした。当時は接骨院・整骨院でも超音波療法は手間がかかる・面倒だとの声が多く、治療効果に期待し

ている施設は少なくて、導入していても使いこなせていない施設が多いとT氏からよく聞かされていました。そこで、そのゲストがどのような反応をするのか?を知りたいという私の好奇心もあり、ゲストにFIT療法を試して驚いてもらっていました。

その後、T氏より「院長のFIT療法を広めたい」とセミナーの講師の依頼がありました。当時、私とT氏の目標は超音波治療器の普及と全国でのセミナー開催でした。私のセミナー活動は当時、T氏の担当地域の山形県から始まり現在では日本全国へのセミナー活動に広がっています。

現在では物理療法機器を使用しての実技中心のセミナーは数多く開催されていますが、当時は実技中心で施術前後の効果を見せるセミナーはほぼ開催されておらず、その先駆けと私は自負しています。

第1回目のセミナーで受講者の照射ポイントに対する熱い眼差しは今でも、忘れることはできません。その後もセミナーを開催するにあたり受講者の皆様が近くで覗き込むように照射ポイントをノートに写したりしている様子を数多く見てきました。最後の質疑応答の時間には様々な疾患に対しての質問が多くありました。

この本は多くの受講者から「本を出版して各疾患別で解説して欲しい」との声から企画への運びとなりました。

本著では現時点での私の超音波治療に対する拘りを細かく解説していると同時に、セミナーでの内容をできるだけ分かりやすくFIT療法の基本的な考え方・導子の持ち方・導子の動かし方・各疾患別の私の見解・FITテストでの超音波照射前の確認(照射後に同様に確認して下さい)・超音波治療器の照射ポイント・復習用にFIT解剖ノートとセミナーで説明している内容を細かく紹介させていただいています。

この本をご覧になっていただき一人でも多くの施術家、患者さんの笑顔が増えることが私の希望です。そして、【FIT療法】にご興味を持たれましたら私のセミナーへ参加して下さい。お会いできるのを楽しみにしています。

藤井　裕文

以上

※伊藤超短波株式会社
　1916年の創業以来、物理療法機器のパイオニアとして100年以上の歴史を歩む。創業者である伊藤賢治が物理療法を独自に研究し、日本初の超短波治療器をはじめ、数多くの物理療法機器を開発している。機器の性能や安全性へのこだわりはもちろん、早くからEBM(Evidence-based medicine:根拠に基づく医療)の確立を目指し、その高い技術力と信頼性が融合され、伊藤超短波の治療器は医療やスポーツ分野における専門治療に幅広く用いられている。また、一般の方々が安心して使える家庭用機器の提供や海外での展開も積極的に行っている。

目　次

はじめに･･･ iii

超音波療法について ････････････････････････････････････ viii

超音波療法の期待する効果･･････････････････････････････ ix

超音波療法の禁忌と注意事項･･･････････････････････････ x

FIT療法の基本的な考え方･･････････････････････････････ xii

超音波導子の名称･･････････････････････････････････････ xiii

超音波導子の持ち方･･･････････････････････････････････ xiv

FIT療法の超音波の照射方法 (導子の動かし方) ･･････････ xv

FIT療法　各疾患編･･････････････････････････････････ 1

　　顎関節症 ･･･････････････････････････････････････ 3

　　　　顎関節症　FITテスト ･････････････････････････ 4

　　　　顎関節症　超音波照射ポイント ････････････････ 6

　　　　顎関節症　FIT解剖学ノート ･･･････････････････ 8

　　寝違えの可動域改善 ･･･････････････････････････ 9

　　　　寝違えの可動域改善　FITテスト ･････････････ 10

　　　　寝違えの可動域改善　超音波照射ポイント ･････ 11

　　　　寝違えの可動域改善　FIT解剖学ノート ･･･････ 14

　　むち打ち症 ･････････････････････････････････ 15

　　　　むち打ち症　FITテスト ･････････････････････ 16

　　　　むち打ち症　超音波照射ポイント ･･･････････ 17

　　　　むち打ち症　FIT解剖学ノート ････････････････ 20

　　上僧帽筋の痛み ･････････････････････････････ 21

　　　　上僧帽筋の痛み　FITテスト ･････････････････ 22

　　　　上僧帽筋の痛み　超音波照射ポイント ･･････ 24

　　　　上僧帽筋の痛み　FIT解剖学ノート ･･･････････ 26

　　肩関節周囲炎 ･･･････････････････････････････ 27

　　　　肩関節周囲炎　FITテスト ････････････････････ 28

　　　　肩関節周囲炎　超音波照射ポイント ･････････ 29

　　　　肩関節周囲炎　FIT解剖学ノート ･････････････ 32

　　腱板損傷 ･･････････････････････････････････ 33

　　　　腱板損傷　FITテスト ･･･････････････････････ 34

　　　　腱板損傷　超音波照射ポイント ･･････････････ 36

　　　　顎腱板損傷　FIT解剖学ノート ･･･････････････ 40

　　広背筋症候群 ･･･････････････････････････････ 41

　　　　広背筋症候群　FITテスト ････････････････････ 42

　　　　広背筋症候群　超音波照射ポイント ･････････ 44

　　　　広背筋症候群　FIT解剖学ノート ･････････････ 45

　　　　STEP UP 1 ･･････････････････････････････ 46

　　上腕二頭筋長頭腱炎･････････････････････････ 47

　　　　上腕二頭筋長頭腱炎　FITテスト ･･･････････ 48

　　　　上腕二頭筋長頭腱炎　超音波照射ポイント ･･ 50

　　　　上腕二頭筋長頭腱炎　FIT解剖学ノート ･････ 52

　　外側上顆炎 ･････････････････････････････････ 53

　　　　外側上顆炎　FITテスト ･････････････････････ 54

　　　　外側上顆炎　超音波照射ポイント ･･････････ 56

　　　　外側上顆炎　FIT解剖学ノート ･･････････････ 60

内側上顆炎 ……………………………………………………………… 61
　内側上顆炎　FITテスト ………………………………………………… 62
　内側上顆炎　超音波照射ポイント …………………………………… 64
　内側上顆炎　FIT解剖学ノート ……………………………………… 68
狭窄性腱鞘炎 (de Quervain病) ……………………………………… 69
　狭窄性腱鞘炎 (de Quervain病)　FITテスト ……………………… 70
　狭窄性腱鞘炎 (de Quervain病)　超音波照射ポイント ………… 72
　狭窄性腱鞘炎 (de Quervain病)　FIT解剖学ノート …………… 74
弾発指 (中指) …………………………………………………………… 75
　弾発指 (中指)　FITテスト …………………………………………… 76
　弾発指 (中指)　超音波照射ポイント ……………………………… 78
　弾発指 (中指)　FIT解剖学ノート …………………………………… 82
弾発指 (母指) …………………………………………………………… 83
　弾発指 (母指)　FITテスト …………………………………………… 84
　弾発指 (母指)　超音波照射ポイント ……………………………… 86
　弾発指 (母指)　FIT解剖学ノート …………………………………… 89
　STEP UP 2 ……………………………………………………………… 90
指関節捻挫 (突き指) 後療 ……………………………………………… 91
　指関節捻挫 (突き指)　FITテスト …………………………………… 92
　指関節捻挫 (突き指)　超音波照射ポイント ……………………… 94
筋筋膜性腰痛 …………………………………………………………… 95
　筋筋膜性腰痛　FITテスト …………………………………………… 96
　筋筋膜性腰痛　超音波照射ポイント ……………………………… 99
　筋筋膜性腰痛　FIT解剖学ノート ………………………………… 102
腰痛 (仙腸関節) ………………………………………………………… 103
　腰痛 (仙腸関節)　FITテスト ……………………………………… 104
　腰痛 (仙腸関節)　超音波照射ポイント …………………………… 106
　腰痛 (仙腸関節)　FIT解剖学ノート ……………………………… 108
腰痛 (梨状筋) …………………………………………………………… 109
　腰痛 (梨状筋)　FITテスト ………………………………………… 110
　腰痛 (梨状筋)　超音波照射ポイント ……………………………… 113
　腰痛 (梨状筋)　FIT解剖学ノート ………………………………… 116
ハムストリングス肉離れ ……………………………………………… 117
　ハムストリングス肉離れ　FITテスト ……………………………… 118
　ハムストリングス肉離れ　超音波照射ポイント ………………… 121
　ハムストリングス肉離れ　FIT解剖学ノート …………………… 128
鵞足炎 …………………………………………………………………… 129
　鵞足炎　FITテスト ………………………………………………… 130
　鵞足炎　超音波照射ポイント ……………………………………… 132
　鵞足炎　FIT解剖学ノート ………………………………………… 134
腸脛靭帯炎 ……………………………………………………………… 135
　腸脛靭帯炎　FITテスト …………………………………………… 136
　腸脛靭帯炎　超音波照射ポイント ………………………………… 138
　腸脛靭帯炎　FIT解剖学ノート …………………………………… 140

膝水腫・膝関節捻挫後療 141
　膝水腫・膝関節捻挫後療　FITテスト 142
　膝水腫・膝関節捻挫後療　超音波照射ポイント 145
　膝水腫・膝関節捻挫後療　FIT解剖学ノート 147
　STEP UP 3 148
膝関節 (外側・内側) の痛み 149
　膝関節 (外側・内側) の痛み　FITテスト 150
　膝関節 (外側・内側) の痛み　超音波照射ポイント 151
　膝関節 (外側・内側) の痛み　FIT解剖学ノート 153
　STEP UP 4 154
膝蓋靭帯炎 155
　膝蓋靭帯炎　FITテスト 156
　膝蓋靭帯炎　超音波照射ポイント 158
　膝蓋靭帯炎　FIT解剖学ノート 160
膝窩の痛み 161
　膝窩の痛み　FITテスト 162
　膝窩の痛み　超音波照射ポイント 165
　膝窩の痛み　FIT解剖学ノート 168
脛骨過労性骨膜炎 (シンスプリント) 169
　脛骨過労性骨膜炎 (シンスプリント)　FITテスト 170
　脛骨過労性骨膜炎 (シンスプリント)　超音波照射ポイント 172
　脛骨過労性骨膜炎 (シンスプリント)　FIT解剖学ノート 174
下腿部の挫傷 (肉離れ・打撲) 175
　下腿部の挫傷 (肉離れ・打撲)　FITテスト 176
　下腿部の挫傷 (肉離れ・打撲)　超音波照射ポイント 178
　下腿部の挫傷 (肉離れ・打撲)　FIT解剖学ノート 184
アキレス腱損傷 185
　アキレス腱損傷　FITテスト 186
　アキレス腱損傷　超音波照射ポイント 188
　アキレス腱損傷　FIT解剖学ノート 190
足関節捻挫後療 191
　足関節捻挫後療　FITテスト 192
　足関節捻挫後療　超音波照射ポイント 193
　足関節捻挫後療　FIT解剖学ノート 196
足底筋膜炎 197
　足底筋膜炎　FITテスト 198
　足底筋膜炎　超音波照射ポイント 200
　足底筋膜炎　FIT解剖学ノート 203
　STEP UP 5 204
外反母趾 205
　外反母趾　FITテスト 206
　外反母趾　超音波照射ポイント 207
　外反母趾　FIT解剖学ノート 209
最後にそれぞれ 211
参考文献 213

超音波療法について

超音波の定義

　超音波は音の一種であり、あらゆる種類の音波は「物質を交互に圧縮/希圧化してエネルギーを伝達する波」から構成される。

　超音波は「周波数が毎秒20,000サイクル（ヘルツHz）を超える音波」と定義され、この定義は人間の可聴域に基づいている。人間は周波数16 ～ 20,000Hzの音を聴き分けるが、これより高い周波数を"超音波"と呼んでいる。

　通常の治療用超音波の周波数は0.7 ～ 3.3メガヘルツ（MHz）で、深さ2 ～ 5センチの軟部組織におけるエネルギー吸収を最大とする。

　超音波には多様な物理特性があり、それらは"温熱性"と"非温熱性"に分類できる。超音波が組織温度を上昇させるのはその"温熱性"による温熱効果であり、"音響流""微小流"、細胞膜透過性を変化させる"キャビテーション"は"非温熱性"による効果である。

　簡潔に述べると、超音波は周波数の高い音波であり、その強度、周波数、運転サイクル（duty cycle）、有効照射領域（ERA）、不均一性（BNR）で表される。

　超音波は生体に入ると吸収、反射、屈折する。高い周波数の超音波は、組織のコラーゲン含有率が高いほど減衰する。減衰に応じて、吸収、反射、屈折し、減衰係数はコラーゲン含有組織で高く、周波数に比例して増加する。

　連続超音波は通常、温熱作用として用いられ、パルス超音波は非温熱作用に用いられる。

　疾患が慢性期、急性期なのかを判断して超音波を用いるとより有効な治療ができる。

超音波の発生

　超音波は超音波発生器の"トランスデューサー"内に設置された結晶に高周波を与え発生させる。結晶は圧電特性をもつ物質で、この圧電特性により、結晶は交流電流の極性の変化と同じ周波数で膨脹/収縮する。

　結晶の膨脹によりその前面にある物質を圧縮し、収縮により前面にある物質を希圧化する。この交互に表れる"圧縮/希圧化"が超音波である。

超音波の効果

　超音波は多様な生理学的効果を有する。深部から表層までの組織の温度を上昇させることが可能であり、非温熱効果も有する。

　旧来はこの両方の効果は別々に考えられていたが、すべての超音波療法において両方の効果が起こる。

　連続超音波は組織に対するもっとも有効な温熱作用を有する一方で、非温熱作用も生じる。

　パルス超音波は20%の運転サイクルで低い空間平均強度で臨床使用されるが、パルス発生時のみごく短時間、組織の温度温熱作用を示す。

1MHzの超音波の減衰

組織	減衰（dB/cm）	%/cm
血液	0,12	3
脂肪	0,61	13
神経	0,88	0
筋	1,2	24
血管	1,7	32
皮膚	2,7	39
腱	4,9	59
軟骨	5,0	68
骨	13,9	96

EBM物理療法　原著第3版（医歯薬出版株式会社）より抜粋

超音波療法の期待する効果

超音波発振イメージ

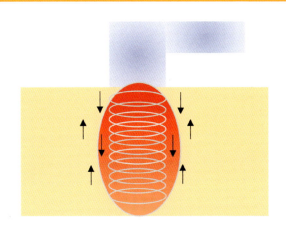

超音波エネルギーは直進する。
その際、生体組織に吸収され摩擦熱で温熱作用（立体加温）を発生させる。

ミクロマッサージイメージ

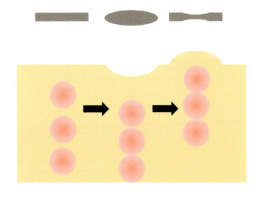

導子の中の結晶の形を伸縮することで「圧電効果」による音波を発生。高速度のミクロマッサージが発揮する。

超音波療法の禁忌と注意事項

　超音波療法は比較的安全な治療法であるが、患者に害を与えないように注意して適応しなければならない。超音波療法器の設定は適応により異なり、患者が自己治療のためにこれを使用してはならない。

　禁忌に該当していなくても、症状が悪化したり、2～3回の治療で効果が見られなかったりした場合は治療法を評価し、変更→再度評価する必要がある。

禁忌　超音波の使用に際して

1.悪性腫瘍

　ヒトの悪性腫瘍に対する超音波療法に関する研究報告はまだない。

　悪性皮下腫瘍マウスに連続超音波を使用した研究（1MHz・1.0W/㎠・5分・2週間・10回）では、治療群は未治療群に比較し優位に腫瘍が膨大化した。さらに治療群のほうがリンパ節転移の発生数が多かった。

　この研究は超音波療法による腫瘍の成長や転移率上昇の可能性を示し、それによりヒトの悪性腫瘍に対して超音波療法は適応しないように推奨される。また、良性腫瘍の病歴をもつ患者にも注意を払う。

2.妊娠

　母体の高体温は、発育遅滞、小眼球症、脳ヘルニア、小頭症、神経管欠損、脊髄形成異常などの胎児異常と関連する。

　ある妊婦が妊娠6～29日目に左腰筋滑液包炎に対して低強度のパルス超音波療法を18回受けたところ、胎児に仙骨発育不全、小頭症、発育遅滞の症状が見られた。

　超音波が胎児に届く可能性のある部位（腹部、腰部、骨盤）には超音波療法を適応しないよう勧告する。

　妊娠中、胎児や胎盤の位置と発達評価に診断用超音波が用いられるが、これは母体にも胎児にも影響がないことが示されている。

3.中枢神経組織

　超音波が中枢神経組織を障害する可能性がある。脊髄および脳は、中枢神経組織が骨に覆われているのでこれに該当しない。

　L2レベル上の椎弓切除術を受けた患者は、その部分の脊髄が骨に覆われていない。そのため、切除術を受けた領域やその近傍に超音波を適応すべきではない。

4.人工関節

　人工関節に利用されるメチルメタクリレートセメントと合成樹脂は、超音波により急速に加熱され、障害する可能性がある。そこで、通常、セメント結合の人工関節や合成樹脂構成部には超

音波を適応しないように勧められる。ただし、スクリュー、プレート、金属インプラントの部位については、加熱されず、ゆるめないことも報告されている。

5.ペースメーカー

超音波はペースメーカーを加熱した電気回路を障害するため、ペースメーカー埋め込み部位に超音波を適応してはならない。ペースメーカーを埋め込んだ患者に対して、他の部位には超音波を適応することがある。

6.血栓性静脈炎

超音波は血栓の移動と崩壊を促す。重要生命器官に血管閉塞を引き起こす可能性がある場合は、血栓のある部位やその近傍に超音波を適応すべきではない。

7.眼球

眼には超音波を適応しないよう勧告する。眼球へのキャビテーションが眼を損傷するおそれがある。

8.生殖器

リハビリテーション治療レベルの超音波は発達に影響を与えるので、男女いずれの生殖器にも適応しないよう勧告する。

注意　超音波の使用に際して

1.急性炎症の領域

熱は急性炎症を憎悪させ、出血・疼痛・腫脹の亢進・治癒の抑制・機能回復の遅延を引き起こす。熱を発生する強度の超音波を急性炎症に適応する場合は注意しなければならない。

2.骨端線

骨端線に関しては、「$3.0W/cm^2$を超える超音波療法は骨端線を損傷する」という報告がある。一方、「超音波療法中に疼痛が起こらないかぎり、超音波療法による骨端線は安全」とする報告もある。

現時点では、成長中の骨端線に高い出力の超音波を適用しないことが推奨されている。

EBM物理療法　原著第3版（医歯薬出版株式会社）より抜粋

FIT療法の基本的な考え

外堀を埋めて本丸を攻める。「いかに外堀を早く（速く？）埋めるか！」

　日本の戦国時代、敵城を陥落させる兵法のひとつに「外堀を埋めて本丸を攻めよ」というものがあります。城を攻めるには、本丸（城）を囲む水をたたえた深い外堀を埋める（攻略する）ことがポイントだというわけです。

　施術においても同じことがいえると私は思います。本丸は「痛みの場所」、外堀は「痛みの影響を受けて動きが悪くなった関節や固くなった筋、腱、靱帯などの軟部組織」です。

　たとえば膝の疾患で「内側側副靱帯損傷」というとき、本丸は「内側側副靱帯」、外堀は「可動域の制限のある膝関節、大腿部の筋の拘縮」です。

　このような場合、施術をする方たちは通常、はじめに外堀に手技、マッサージ、ストレッチなどを施し、次に本丸に施術という手順で行っていると思います。私も同様です。

　腰の痛みを例に取ると、まず脊柱起立筋や広背筋など腰部に関与する筋肉（外堀）を弛緩させる施術を行い、次に腰の痛みの場所（本丸）に手技、テーピング、物理療法などを施します。本丸の痛みはどうしてもその周りの軟部組織（外堀）に影響を与えますから、本丸の痛みの改善には外堀の痛みを改善する施術が不可欠です。つまり「外堀を埋めて本丸を攻める」ことこそが施術の基本なのです。

　しかしながら、施術する方たちは外堀の改善にあまりに多くの時間を費やしているのではないでしょうか。

　超音波療法器は、温熱・音圧効果により、筋・腱・関節にアプローチし、深い組織から浅い組織まで効果的に、弛緩および活性化することができます。

　その結果、筋・腱の血流改善による弛緩、関節包の活性化による関節可動域の改善、患部組織への誘導的な血液循環による改善を促します。

　"FIT療法"は超音波治療器により、効率よく短時間で外堀を埋めるサポートをして、短期間での本丸の攻略と改善を実現します。

　以上が"FIT療法"の基本的な考え方です。この本の超音波治療器の照射方法は、私がどのようにしていかに外堀を速く埋めるか、を紹介しています。

超音波導子の名称

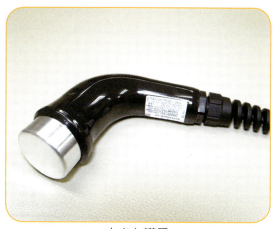

大きな導子

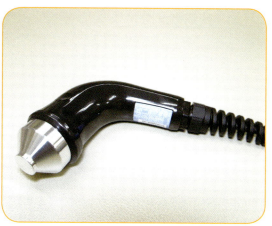

小さな導子

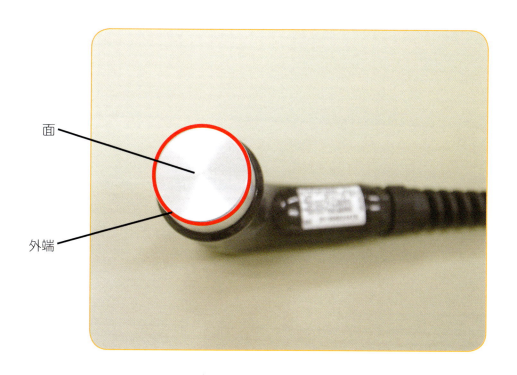

面
外端

※本書で説明する際に使用している名称をご紹介しています。

超音波導子の持ち方

FIT療法が機能する持ち方

　FIT療法において超音波治療器で施術する際はこのように超音波導子を持って、超音波エネルギーが照射ポイントにしっかり照射できるように持って下さい。

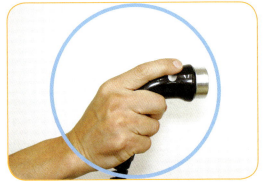

注）本の中では照射ポイントをしっかり撮るため異なる持ち方をしていますので考慮して下さい。

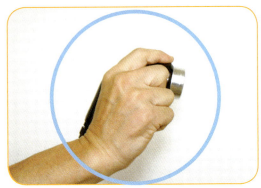

　　　　　右の写真は上から見た導子の持ち方です。

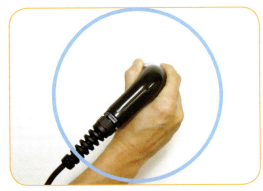

FIT療法が機能しにくい持ち方

　FIT療法において超音波治療器で施術する際は、このように超音波導子を持って超音波を照射すると超音波エネルギーがぶれてしまい、狙う照射ポイントに充分に超音波エネルギーを照射できない可能性があります。

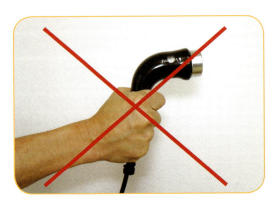

FIT療法の超音波の照射方法（導子の動かし方）

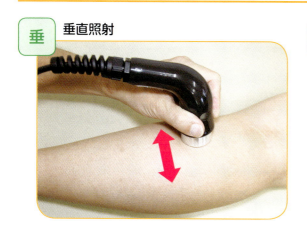
垂 垂直照射

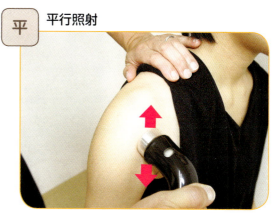
平 平行照射

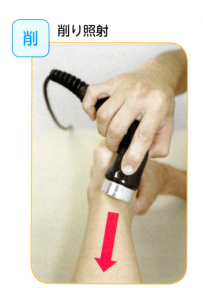
削 削り照射

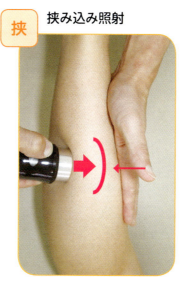
挟 挟み込み照射

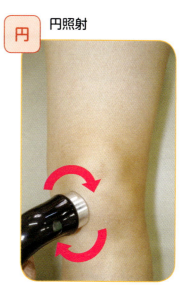
円 円照射

FIT療法での超音波の照射方法（導子の動かし方）は5種類あります。

- **垂直照射**………筋の走行に対して垂直に照射
- **平行照射**………腱・靭帯の走行に対して平行に照射
- **削り照射**………腱・靭帯の走行に対して平行に削るように照射
- **挟み込み照射**‥他方の手で筋肉を挟み込むように照射
- **円照射**……………小さく円を描くように照射

導子はその大きさの1.5倍以上動かさないことが重要です。

※応用例は応用マーク（ ▢ ）で表しています。応用ポイントをよく読んで照射してください。

FIT療法の超音波導子の動かし方（音波痛を出さないために）

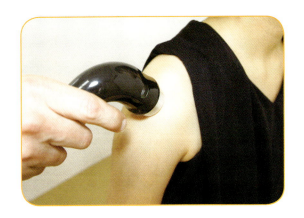
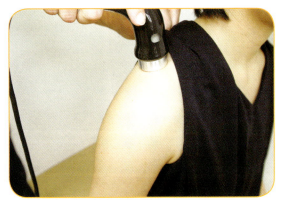
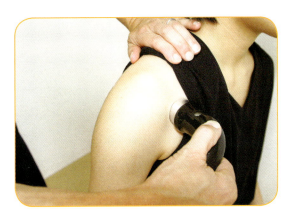
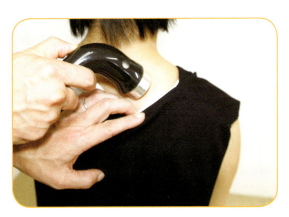

　このように複数部位を照射ポイントとして照射するケースがFIT療法には多くあります。様々な出力や時間で試しましたが、音波痛が1番でにくい方法は1部位約10秒照射し、次の部位で同じように約10秒をローテーションにして次へ次へと照射をして繰り返します。**（ローテーション照射）**
　この方法が、音波痛を減らし出力を極力下げることなく効率的に照射できます。

FIT療法

各疾患編

FIT療法　各種疾患編

　ここからはFIT療法のセミナー開催にあたりアンケートで多かった症例及び、質問の多かった症例をピックアップし、今までの私の臨床経験などから各疾患についての見解と治療ポイントを説明していきます。できるだけセミナーでの見せ方を忠実に再現できるように構成しています。FITテスト（治療効果の確認のテスト）・超音波の照射肢位・照射ポイント・照射方法・注意点・運動療法・応用症例を紹介していきます。

　照射肢位については患者様がリラックスできれば変更しても構いません。照射ポイントをしっかりと狙える肢位にしてください。照射ポイントをしっかりと狙い照射方法・注意点を頭に入れて超音波治療に集中して超音波を照射してください。

　超音波の周波数・出力は記載していません。FIT療法に慣れない間は出力は低めかDUTY（％）を落として安全に照射し、慣れてきましたら少しづつ出力を上げてください。FIT療法中は患者様に我慢させないでください。熱い・痛いなどの違和感を訴えましたら出力を落として安全に行ってください。必ず、患者様には、照射前に「熱かったり・痛かったりしましたら我慢はしないでください」とお伝えのうえ超音波を照射してください。（我慢させてしまうと火傷の原因となります）

　特に首周辺や骨に近い部位などには注意が必要です。

　運動療法については症状が改善してきましたら行ってください。

　応用症例については、その症状にFIT療法で効果が期待できる症状を記載してありますので参考にしてください。

　また、各疾患にFIT療法の特性を活かした照射前と照射後に行うFITテストを説明しています。照射前にFITテストを行い関節可動域の制限や筋肉の硬さを確認し、照射後に再度FITテストで関節可動域の改善や筋肉の柔軟性を確認してください。照射ポイントに超音波をしっかり照射すれば、患者様にもFIT療法の効果を実感してもらうことが出来ます。（FITテストは私が院内では患者様へ、セミナーでは受講者の方々に行っているテストであり、厳密な整形外科テストではなくFIT療法の効果を実感してもらうために行っているものです）

　この本は、私藤井が全国でセミナーを開催していますが、その流れに沿った内容になっています。

　何度もお伝えしますが**「熱い・痛い」**など違和感がありましたら我慢はさせないでください。安全に楽しくFIT療法をお試しください。

見解と治療ポイントの解説

顎関節症

頭部・頸

● 見解

顎関節症は固いものを食べたり、大きく口を開けたり噛み合わせが合わなかったり、たまに頬杖を付いて寝てしまったり、外力が加わることなどの様々な原因により顎の関節面及び関節円板に支障をきたし咀嚼時の痛み、開口障害、関節雑音を起こす。顎関節症の施術は外堀である咀嚼筋群を緩め伸展性を高め、本丸の関節へモビリゼーション等を施す場合が多い。

超音波の温熱・音圧は薄い筋肉層及び滑液包の伸展性に有効だと考えられる。

ここでは、咀嚼筋群等（浅い筋から深い筋・関節包）を緩めるアプローチの方法を紹介する。なお、頭部への照射は禁忌のため、側頭筋（咀嚼筋群の一つ）には照射できない。

● FITテスト

- ・肢位　　　　　　：座位または背臥位
- ・圧迫テスト　　　：咬筋圧迫テスト
　　　　　　　　　　クリック音確認テスト
- ・関節可動域テスト：口の開閉、顎出し、口の開き方

● 照射肢位

背臥位にて頸軽度前屈位

● 照射ポイント

①咬筋
②外側翼突筋・関節包
③顎二腹筋
④内側翼突筋

● 照射方法

- ・円照射
- ・垂直照射
- ・ローテーション照射

● 注意点

骨が近いので出力は低めで照射する。DUTYを調節してもよい。音波痛には特に注意をすることが大切。

● 運動療法

口の開閉運動を行ってもらいながら照射する。
口を軽く開いた状態で下顎を左右に動かしてもらいながら照射する。

● 応用症例

顎関節脱臼の整復前の筋弛緩など。

3

顎関節症 / FITテスト

● 咬筋圧迫テスト

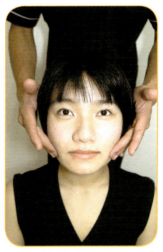 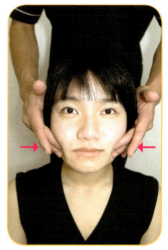

咬筋圧迫ポイント
下顎角部よりやや上の咬筋。

示指または中指にて優しく
圧迫する。

● クリック音確認テスト

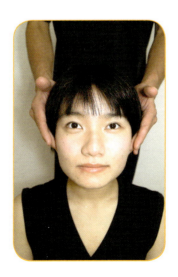 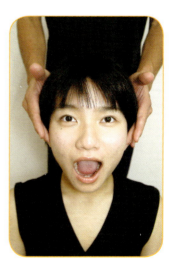

頬骨弓後面と下顎頭の間の
関節円板を触診し、被検者
に口の開閉を行わせ、ク
リック音の確認をする。

● 関節可動域テスト

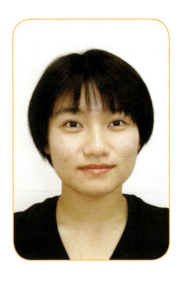 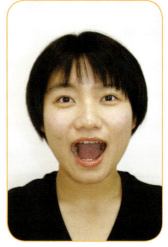

口の開閉

口の開き方を制限、下顎骨の動きを確認する。

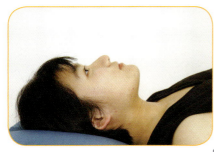 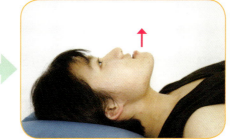

下顎骨の前方への動きを確認する。

顎出し

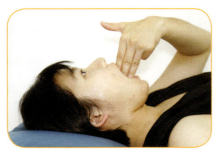

被検者の指先が何本入るかを確認する。
正常は約3本の指先が入る。

口の開き方

顎関節症　超音波照射ポイント

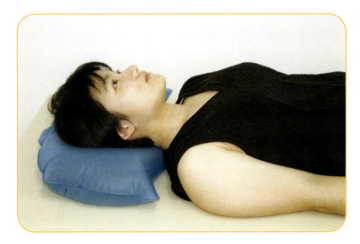

照射肢位

背臥位にて頸軽度前屈位。

<目的>
咀嚼筋を弛緩させるため。

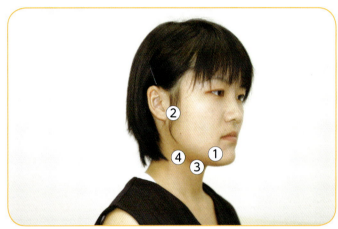

照射ポイント

①咬筋
②外側翼突筋・関節包
③顎二腹筋
④内側翼突筋

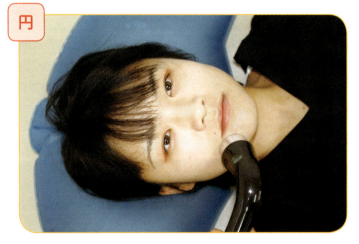

①咬筋

　頬骨弓と下顎角の間の凹みへ小さく円を描くようにゆっくり動かし照射する。
　骨が非常に近いので音波痛に注意！

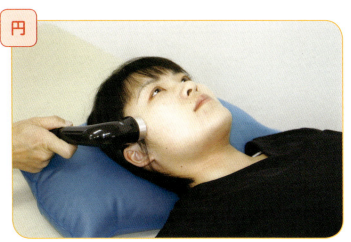

②外側翼突筋・関節包

　髪の毛を分けながら導子を下顎骨の筋突起と下顎頭の間へあて、小さく円を描くようにゆっくり動かし照射する。

　骨が非常に近いので音波痛に注意！

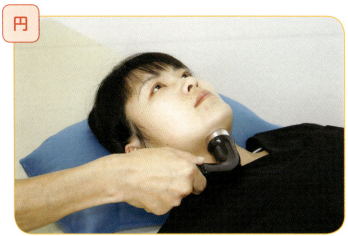

③顎二腹筋

　下顎底から内側の凹みに導子を入れ下顎結合に向かって小さく円を描くようにゆっくり動かし照射する。

　骨が非常に近いので音波痛に注意！

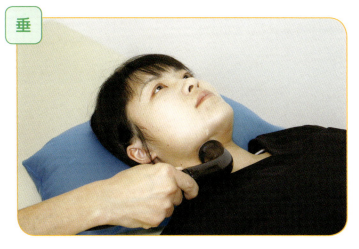

④内側翼突筋

　下顎角内側の凹みに導子を入れて下顎角の方に少しえぐる様に導子を返して筋の走行に対して垂直にゆっくり動かし照射する。

　骨が非常に近いので音波痛に注意！

頭部・頸

FIT解剖学ノート

筋の作用機序と構造

（起始:Origin　停止:Insertion　作用:Actionとする）

咬筋

O ： 浅部 - 頬骨弓の前2/3の下縁と内面。深部 - 頬骨弓の後ろ2/3の下縁。

I ： 下顎骨の外面。浅部は咬筋粗面の下部。深部はその上方。

A ： 浅部 - 下顎骨を上げて歯をかみ合わせる（閉口）。
　　　深部 - 下顎骨を後方へ引く。

外側翼突筋

O ： 上部 - 蝶形骨の側頭下稜、蝶形骨大翼の側頭下面。下部 - 翼状突起外側板。

I ： 顎関節円板ないし関節包、下顎頸の翼突筋窩。

A ： 上部：関節円板を前方に引っ張り、後方への動きを抑制することで、下顎の挙上を補助。
　　　下部：下顎を突き出したり、反対側への側方偏位を伴いながら後方へ引く。

顎二腹筋

O ： 前腹：下顎骨の結合線（二腹筋窩）。後腹：側頭骨乳突切痕。

I ： 両者とも舌骨体の中間腱。

A ： 下顎骨固定、舌骨の引き上げ、下顎骨の降下と後退で咀嚼を補助。

内側翼突筋

O ： 蝶形骨翼状突筋後面の翼突窩。これに接する上顎骨の一部。

I ： 下顎角内面の翼突筋粗面。

A ： 下顎骨を持ち上げ、歯をかみ合わせる（閉口）。下顎骨を反対側に側方偏位させる。

関節包

関節包の外側と内側は靭帯によって補強される。内側は蝶下顎靭帯と茎突下顎靭帯。外側は外側靭帯。

見解と治療ポイントの解説

寝違えの可動域改善

頭部・頸

● 見解

　突然、頸の痛みが側方部に起こり頸が動かせない状態になる、特に寝起きに多くみられる。また、起床時に軽度に発症し、だんだん頸部から肩に痛みが増悪していき頸が動かせなくなるのも寝違えの一種だと考えられる。

　原因は日常生活において頸を下げる様な姿勢（パソコンなどの事務作業）が続き頭の重さを頸部でささえることでストレスがたまり、翌日に症状が発症するのではと考えられる。

　寝違えの症状を改善するためにベッドに寝かせて施術すると起き上がれなくなることがある。また、痛めている筋肉の炎症が強く触れられないことも多い。超音波の優しい温熱・音圧効果により安全に患部へのアプローチが可能である。

　ここでは、寝違えで痛みの訴えている筋肉へのアプローチの方法を紹介する。

● FIT テスト

・肢位　　　　　　　：座位または背臥位
・関節可動域テスト：頸部の左右回旋、頸部の左右側屈。

● 照射肢位

座位にて患側の腕を上肢台に置く。

● 照射ポイント

①肩甲挙筋・僧帽筋上部線維 起始部・頭最長筋起始 停止部
②肩甲挙筋・僧帽筋上部線維・頭最長筋筋腹
③肩甲挙筋 停止部
④小菱形筋・僧帽筋中部線維・頭半棘筋 起始部
⑤小菱形筋 停止部・僧帽筋中部線維

● 照射方法

・垂直照射

● 注意点

頭部近く及び頸椎横突起近くに照射するため、音波痛に注意をすることが大切。

● 運動療法

痛みのでない方向に動かしてもらいながら照射する。

● 応用症例

頸椎損傷後の拘縮後療など。

寝違えの可動域改善 　FITテスト

● 関節可動域テスト

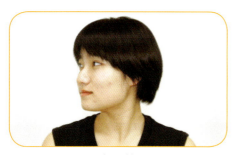
右回旋

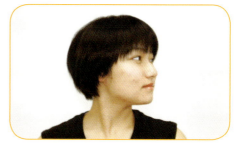
左回旋

強く痛みの出ない範囲で動きを確認する。
特に回旋での痛みの訴えの方が多い。

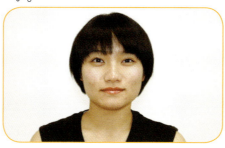
基本肢位

右側屈

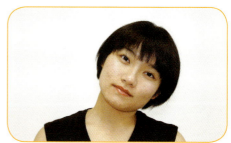
左側屈

超音波照射ポイント

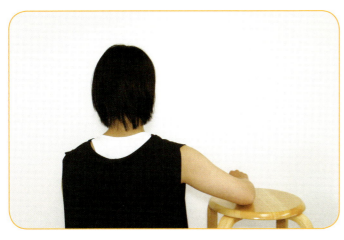

照射肢位

座位にて患側の腕を上肢台に置く。

<目的>
上腕の重さによる患側の筋肉の負担を減らす。
また、筋の起始部と停止部を近づけ弛緩させるため。

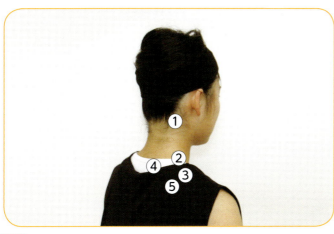

照射ポイント

①肩甲挙筋・僧帽筋上部線維 起始部・頭最長筋 停止部
②肩甲挙筋・僧帽筋上部線維・頭最長筋筋腹
③肩甲挙筋 停止部
④小菱形筋・僧帽筋中部線維・頭半棘筋 起始部
⑤小菱形筋 停止部・僧帽筋中部線維

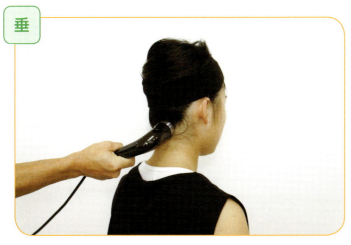

①肩甲挙筋・僧帽筋上部線維 起始部・頭最長筋 停止部

　第1・2頸椎横突起に導子の面をあて外後頭隆起に導子の外端を向け筋の走行に対して垂直にゆっくり動かし照射する。
　骨が非常に近いので音波痛に注意！

頭部・頸

寝違えの可動域改善　超音波照射ポイント

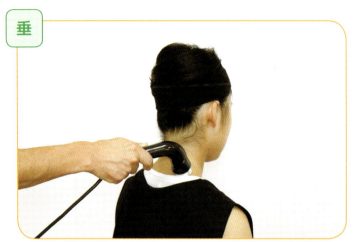

垂

②肩甲挙筋・僧帽筋上部線維・頭最長筋筋腹

　外後頭隆起から僧帽筋に沿って（肩のラインに沿って）触診し、最初の凹みに導子の面をぴったりあて筋の走行に対して垂直にゆっくり動かし照射する。
　頸部なので音波痛に注意！

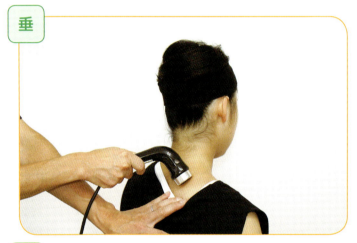

垂

③肩甲挙筋 停止部

　導子の外端を肩甲骨上角のすぐ上に斜めに軽く押し込み、肩甲骨上角に沿って半円を描くように筋の走行に対して垂直にゆっくり動かし照射する。導子の面と患部の隙間が空くのでゲルは多めに使用する。
　骨が非常に近いので音波痛に注意！

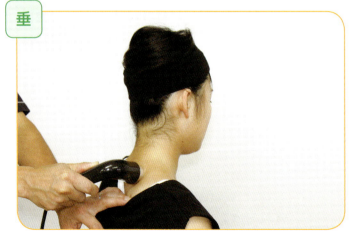

垂

④小菱形筋・僧帽筋中部線維・頭半棘筋 起始部

　導子の面を上部胸椎の方向に向け、肩甲骨内縁上部と上部胸椎の間に優しく導子の外端を押し込み筋の走行に対して垂直にゆっくり動かし照射する。
　骨が非常に近いので音波痛に注意！

頭部・頸

垂

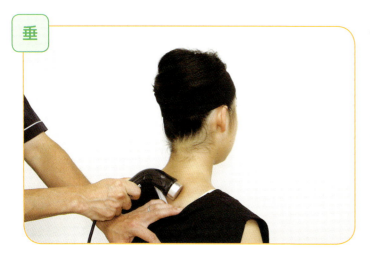

⑤小菱形筋 停止部・僧帽筋中部線維

　導子の面を肩甲骨の方向に向け、肩甲骨内縁上部と上部胸椎の間に優しく導子の外端を押し込み、筋の走行に対して垂直にゆっくり動かし照射する。導子の面と患部の隙間が空くのでゲルは多めに使用する。
　骨が非常に近いので音波痛に注意！

FITワンポイントアドバイス

照射ポイントへの導子の外端を当てるタッチ感はどのくらい？

正しい導子の当て方　　　　　　　**間違った導子の当て方**

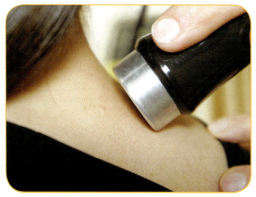 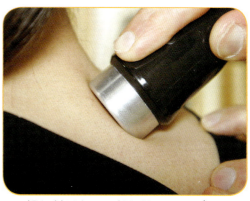

導子の外端を優しく乗せる。　　　　押し付けたり、押し込んではダメ。

FIT解剖学ノート

筋の作用機序と構造

（起始：Origin　停止：Insertion　作用：Actionとする）

肩甲挙筋

O ： 第1〜4頸椎横突起。

I ： 肩甲骨上角の内側縁。

A ： 肩甲骨挙上。肩甲骨固定時で両側作用で頸部の伸展。一側作用で頸部の側屈、同側回旋。

僧帽筋（上部線維）

O ： 外後頭隆起。項靭帯。

I ： 鎖骨外側1/3後縁。

A ： 鎖骨肩峰端の挙上とともに肩甲骨を挙上、上方回旋。

僧帽筋（中部線維）

O ： 第1〜6胸椎棘突起。

I ： 肩甲棘上縁。肩峰内側。

A ： 肩甲骨内転及び上方回旋。

頭最長筋

O ： 頸椎の横突起ないし頸椎の関節突起（第6胸椎〜第5頸椎）。

I ： 側頭骨の乳様突起。

A ： 同側に頭を曲げる。同側に頭を回す。

頭半棘筋

O ： 第3頸椎〜第8胸椎横突起。

I ： 後頭骨の上・下項線の間。

A ： 頭部・頸部の伸展及び回旋。

小菱形筋

O ： 第7頸椎棘突起。第1胸椎棘突起。

I ： 棘三角部の内側縁。

A ： 肩甲骨内転。小胸筋とともに肩甲骨下方回旋。

見解と治療ポイントの解説

むち打ち症

● 見解

　むち打ち症の場合、後方からの衝突で前後に頭がゆさぶられるため、頸部の前面部の筋の損傷が見られる。また、前記の寝違えの筋肉を痛める可能性もあり得る。整形外科テスト等を行い神経根損傷及び棘突起に異常があれば医師の精査が必要。むち打ち症で痛めている前面部の筋肉（胸鎖乳突筋など）は細い筋肉であり炎症が起こっていると手技で結果を出すには難しいと考えられる。超音波の温熱・音圧効果を利用し結果を出すほうが安全性があり早期の回復が期待できる。

　ここでは、頸部前面の筋肉へのアプローチの方法を紹介する。

● FITテスト

- ・肢位　　　　　　：座位または背臥位
- ・圧迫テスト　　　：胸鎖乳突筋圧迫テスト
- ・関節可動域テスト：頸部の前後屈

● 照射肢位

座位にて被検者の楽な姿勢

● 照射ポイント

①胸鎖乳突筋 停止部
②胸鎖乳突筋 起始部（胸骨頭）
③胸鎖乳突筋 起始部（鎖骨頭）
④前・中・後斜角筋 停止部
⑤前・中・後斜角筋 起始部

● 照射方法

- ・垂直照射
- ・円照射
- ・ローテーション照射

● 注意点

　胸鎖乳突筋は骨に照射するようになるので、音波痛が出やすいので注意が必要。また、斜角筋も頸椎の横突起、また星状神経への刺激になる可能性が高く、出力とDUTYは低めに設定する。

● 運動療法

痛みのでない方向に頸を動かしてもらいながら照射する。

● 応用症例

寝違え、頸椎損傷後の拘縮後療（後屈制限）など。

頭部・頸

15

むち打ち症　FITテスト

●胸鎖乳突筋圧迫テスト

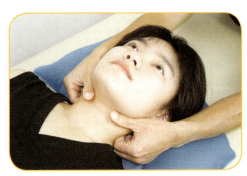

胸鎖乳突筋圧迫ポイント
胸鎖乳突筋筋腹。

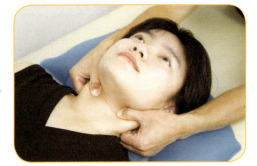

母指と示指で摘むように圧迫する。

●関節可動域テスト

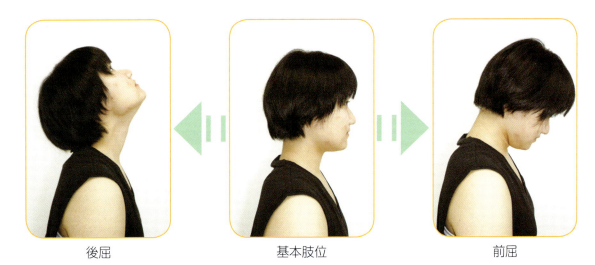

後屈　　　　　　　　基本肢位　　　　　　　　前屈

痛みと可動域を確認する。

超音波照射ポイント

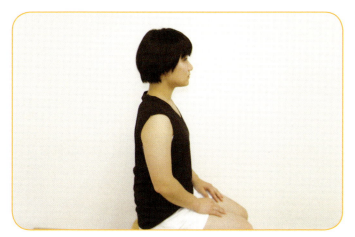

照射肢位

座位にて被検者の楽な姿勢。

<目的>
緊張感をなくし痛めている筋肉を弛緩させるため。

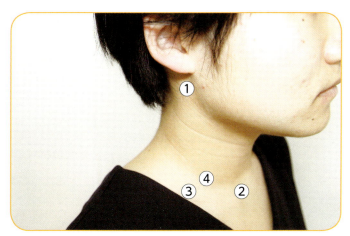

照射ポイント

① 胸鎖乳突筋 停止部
② 胸鎖乳突筋 起始部（胸骨頭）
③ 胸鎖乳突筋 起始部（鎖骨頭）
④ 前・中・後斜角筋 停止部

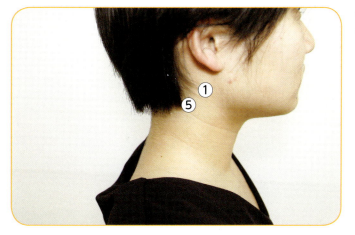

① 胸鎖乳突筋 停止部
⑤ 前・中・後斜角筋 起始部

頭部・頸

むち打ち症　超音波照射ポイント

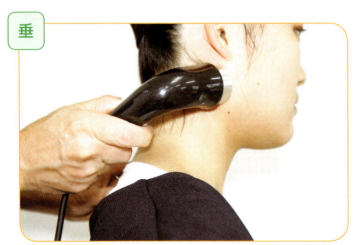

①胸鎖乳突筋 停止部

　乳様突起のすぐ下を狙って導子をあて、半円形をイメージして接地面を浮かさないように筋の走行に対して垂直にゆっくり動かし照射する。導子の面と患部の隙間が空くのでゲルは多めに使用する。
　骨が非常に近いので音波痛に注意！

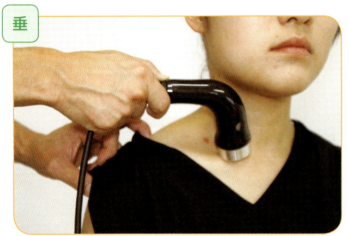

②胸鎖乳突筋 起始部（胸骨頭）

　鎖骨頭のすぐ上を狙って導子の面をあて、半円形をイメージして接地面を浮かさないように筋の走行に対して垂直にゆっくり動かし照射する。導子の面と患部の隙間が空くのでゲルは多めに使用する。
　骨が非常に近いので音波痛に注意！

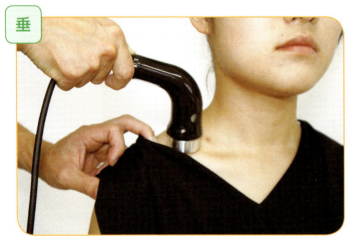

③胸鎖乳突筋 起始部（鎖骨頭）

　鎖骨内側1/3を狙って導子を鎖骨上面にあて、筋の走行に対して垂直にゆっくり動かし照射する。導子の面と患部の隙間が空くのでゲルは多めに使用する。
　骨が非常に近いので音波痛に注意！

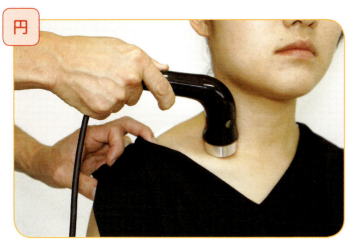

④前・中・後斜角筋 停止部

　導子を鎖骨内側の窪みにあて第1肋骨、第2肋骨を狙って小さく円を描くようにゆっくり動かし照射する。導子の面と患部の隙間が空くのでゲルは多めに使用する。星状神経が存在し、骨も非常に近いので照射時間と音波痛に注意！

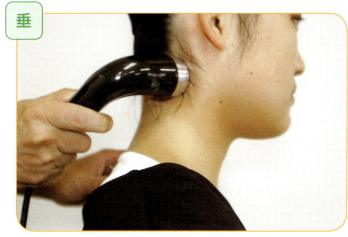

⑤前・中・後斜角筋 起始部

　導子を頸椎横突起に向けて斜めに当て頸椎2～7横突起を狙って筋の走行に対して垂直にゆっくり動かし照射する。導子の面と患部の隙間が空くのでゲルは多めに使用する。
　骨が非常に近いので音波痛に注意！

FITワンポイントアドバイス

頸・肩周りの照射方法の注意点は？

　ほとんどの照射ポイントは、骨に非常に近いので音波痛が出やすい。また、神経（星状神経、肩甲背神経、腋窩神経など）への影響でショック症状が出ることがある。そこで、出力・DUTYを低くし、ローテーション照射で一箇所の時間を短くし、患部と導子の隙間を埋めるため、ゲルを多めにして照射面に沿って丁寧に照射することと患者様への声掛けが大切である。

FIT解剖学ノート

筋の作用機序と構造

（起始：Origin　停止：Insertion　作用：Actionとする）

胸鎖乳突筋

O ： 胸骨頭及び鎖骨頭。

I ： 後頭骨上項線の外側半分及び乳様突起の外側。

A ： 両側同時に働く時：頸の前屈。
　　　一側のみが働く時：頭部を反対側へ回旋、上方傾斜。

前斜角筋

O ： 頸椎第3 〜 7の横突起前結節。

I ： 第1肋骨。

A ： 頸椎の側屈、前屈の補助。第1・2肋骨引き上げ呼吸補助。

中斜角筋

O ： 頸椎第2 〜 7の横突起後結節。

I ： 第1肋骨。

A ： 頸椎の側屈、前屈の補助。第1・2肋骨引き上げ呼吸補助。

後斜角筋

O ： 頸椎第5 〜 6横突起後結節。

I ： 第2肋骨。

A ： 頸椎の側屈、前屈の補助。第1・2肋骨引き上げ呼吸補助。

見解と治療ポイントの解説

上僧帽筋の痛み

● 見解

　ここでは上僧帽筋の痛みを、いわゆる肩コリの強い症状のこととする。
　長時間のデスクワーク（特に最近はパソコン業務）による肩の筋肉の疲労が溜まっている人、姿勢が悪く猫背の人、視力低下している人、車の運転など長時間の同姿勢が続く人などからの訴えが多い症状だと考えられる。また、最近はスマートフォン、タブレットを使用する人が多く、小学生、中学生、高校生でも同じような訴えが増えてきている。
　固くなっている上僧帽筋の部分に強い刺激を与えると、結果が上手く出る時と次の日に悪化してしまうことがある。硬結部分（本丸）への刺激を少なくするために超音波の温熱・音圧効果を利用し外堀である上僧帽筋全体を緩めることが大切である。
　ここでは、上僧帽筋を弛緩するためのアプローチの方法を紹介する。

● FITテスト

- ・肢位　　　　　　　：座位
- ・圧迫テスト　　　　：僧帽筋圧迫テスト
- ・関節可動域テスト：肩関節の拳上、肩関節の分廻し。

● 照射肢位

　座位にて被検者の楽な姿勢

● 照射ポイント

①上僧帽筋 起始部
②上僧帽筋筋腹
③上僧帽筋 停止部

● 照射方法

- ・円照射
- ・垂直照射
- ・挟み込み照射

● 注意点

　上僧帽筋の停止部は頭部への照射のため注意が必要。

● 運動療法

　頚部の回旋、側屈運動をしてもらいながら照射する。

● 応用症例

　寝違えの拘縮など。

肩・背中

上僧帽筋の痛み　FITテスト

●上僧帽筋圧迫テスト

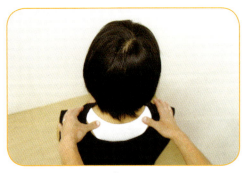

上僧帽筋圧迫ポイント。
上僧帽筋中央部または筋硬結部。

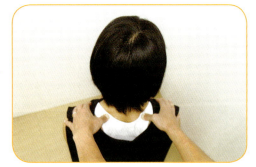

母指腹にて面に対して垂直に圧迫。

●関節可動域テスト

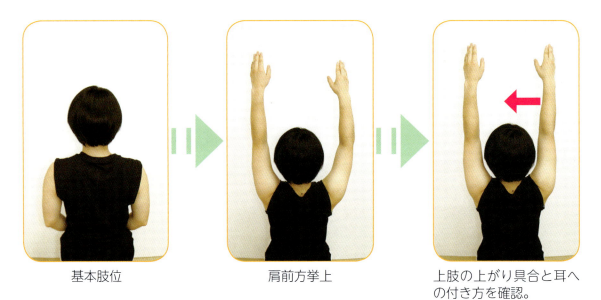

基本肢位

肩前方挙上

上肢の上がり具合と耳へ
の付き方を確認。

●関節可動域テスト

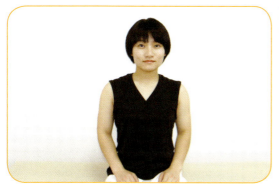

肩を内分廻し、外分廻しを行い肩関節の可動域制限及び、僧帽筋上部の苦しさを確認。

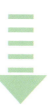

肩分廻し

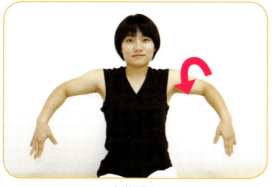

内分廻し

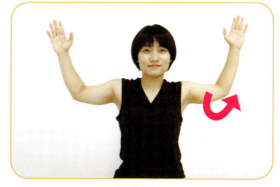

外分廻し

FIT ワンポイントアドバイス

　内・外分廻しの動きは、手・肘の力を脱力して、僧帽筋に意識をさせて、ゆっくり連続して4〜5回ぐらい廻してもらう。ただし、肩に痛みが出る場合は中止する。

上僧帽筋の痛み　超音波照射ポイント

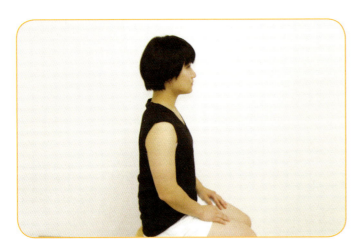

照射肢位

座位にて被検者の楽な姿勢。

<目的>
緊張性の症状が多いのでリラックスさせるため。

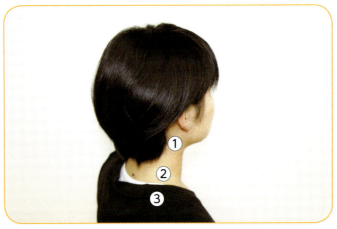

照射ポイント

① 上僧帽筋 起始部
② 上僧帽筋 筋腹
③ 上僧帽筋 停止部

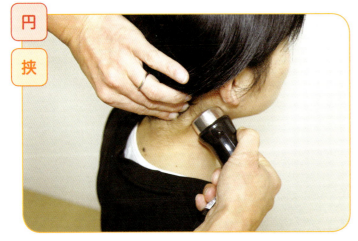

① 上僧帽筋 起始部

　導子を外後頭隆起にあて、反対の手の指のはらで頸椎棘突起から筋肉を持ち上げるように導子と挟んで、頸椎横突起に向かわないよう導子を返して小さく円を描くようにゆっくり動かし照射する。導子の面全部をあてなくてもよい。
　他方の手に音波痛を感じたら出力の調整をする！

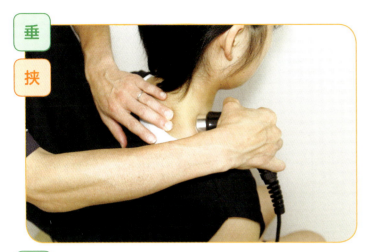

②上僧帽筋筋腹

　導子を鎖骨側内1/3の所に立ててあて、他方の手の指のはらで僧帽筋上部線維を持ち上げるようにして導子で挟んで、筋に対して垂直にゆっくり動かし照射する。
　導子の面全部をあてなくてもよい。他方の手に音波痛を感じたら出力の調整をする。

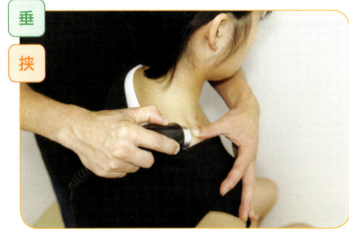

③上僧帽筋 停止部

　導子の外側を肩甲棘上部に乗せ、他方の手の指のはらで鎖骨外1/3側から僧帽筋上部線維を持ち上げるようにして導子で挟んで、筋に対して垂直にゆっくり動かし照射する。
　導子の面全部をあてなくてもよい。他方の手に音波痛を感じたら出力の調整をする。

肩・背中

FITワンポイントアドバイス

頸、肩周りの筋肉を挟んで照射するには？

　頸、肩周りの筋肉は組織が薄く骨も近いので導子の面を筋肉に直接向けると、音波痛が発生しやすく超音波の効果が十分に発揮出来ない。そこで導子の面を骨に向けないで照射することにより音波痛を極力回避し、最大限の効果を発揮できる。導子の外端を筋腹の脇に優しく乗せるように滑り込ませ、他方の手の指のはらで筋腹を持ち上げ、導子の面に軽く押し付けるようにする。そして、筋肉の走行に対して垂直に細かくゆっくり導子を動かす。注意点は、他方の手の指に音波痛を感じたら必ず出力を調整する。

FIT解剖学ノート

筋の作用機序と構造

（起始：Origin　停止：Insertion　作用：Actionとする）

僧帽筋（上部線維）
O ： 外後頭隆起。項靭帯。
I ： 鎖骨外側1/3後縁。
A ： 鎖骨肩峰端の挙上とともに肩甲骨を挙上、上方回旋。

FITワンポイントアドバイス

肩コリの予防方法及び、対策は？

　肩コリは背骨の前後弯のバランスの悪さが原因と考えられる。背骨のバランスを整えるには、小胸筋、僧帽筋下部、下腹部、臀部、ハムストリングス、下腿、足底のトレーニングが大切である。

小胸筋のトレーニング………………………	小胸筋は斜め上に床や壁に手をついて腕立て伏せをする。
僧帽筋下部のトレーニング………………	両腕をゆっくり後ろに引き胸を張りながら深呼吸をして肩甲骨を引き付け僧帽筋下部に意識して力を入れる。
下腹部のトレーニング……………………	腹式呼吸をしっかり行うことが大切である。また、下腹部を指やクッションで押さえながら軽めの腹筋トレーニングをする。
臀部、ハムストリングスのトレーニング…	四つん這いになりゆっくり片方の脚を上げる。または、背臥になり膝を立ててお尻を上に持ち上げる。
下腿のトレーニング………………………	階段などの段差につま先を掛け、踵を出してつま先立ちをする。（カーフレイズ）内側腓腹筋を意識するとなお良い。
足底のトレーニング………………………	足関節を背屈位にして足の趾を屈伸する。タオルギャザートレーニングも有効。

　六つの筋肉を鍛えるトレーニングをすると背骨の前後弯のバランスが良くなり肩コリは改善される。
　肩コリの原因になる筋肉は全て肩甲骨に付いている。そのため、首を垂れる動作が多いと肩甲骨の動きが悪くなる。そして、肩コリが発生する。頸のストレッチや運動をするよりも肩甲骨を動かすことが肩コリの対策につながる。

見解と治療ポイントの解説

肩関節周囲炎

● 見解

　肩関節を含む軟部組織が退行変性を起こし急に腕が上がらなくなり、症状が悪化すると夜間痛が起こり、凍結肩（フローズンショルダー）に進行する。私の見解としては肩コリなどが起因となり肩甲胸郭関節（肩甲帯）の動きが悪くなることにより、肩関節のみが動くためインピンジメントが発生し、なんらかの影響が滑液包に起こり石灰沈着へ移行すると予想される。

　また、インナーマッスル（棘上筋、棘下筋、小円筋、肩甲下筋）の機能不全からもインピンジメントが起こり滑液包に影響を与えると考えられる。

　インナーマッスルで棘上筋、棘下筋へのアプローチを行う施術は有りますが、肩甲下筋へのアプローチは困難である。特に肩甲下筋起始部は肩甲骨の内側に存在し、直接アプローチするには全くもって不可能に近いと思われる。しかし、私は超音波の到達深度とエネルギーの直進性を利用することにより、肩甲下筋起始部へのアプローチが可能になると考える。

　ここでは、肩甲下筋を中心に、着眼点の少ない筋（小円筋、大円筋など)のアプローチの方法を紹介する。

● FITテスト

- ・肢位　　　　　　　：座位または背臥位
- ・関節可動域テスト：肩関節の屈伸、肩関節の内外旋。

● 照射肢位

座位にて肩関節軽度屈曲・外転位、肘関節約90°屈曲位。

● 照射ポイント

①肩甲下筋 停止部・烏口腕筋 起始部　　②滑液包（肩甲下滑液包）
③肩甲下筋 起始部上下　　　　　　　　④小円筋・大円筋・広背筋 停止部
⑤小円筋・大円筋筋腹

● 照射方法

- ・円照射　　　　　　　　・垂直照射
- ・挟み込み照射　　　　　・ローテーション照射

● 注意点

腋窩神経への刺激があるため、出力は低めで照射する。

● 運動療法

肘関節90°屈曲位にて肩関節軽度屈伸運動をしてもらいながら照射する。
肘関節伸展位で肩関節内外旋運動をしてもらいながら照射する。

● 応用症例

腱板損傷、肩関節拘縮後療など。

肩・背中

肩関節周囲炎　FITテスト

● 関節可動域テスト

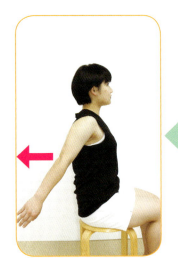
肩伸展

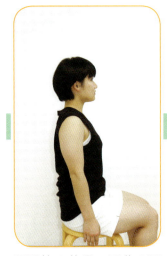
肩関節の伸展、屈曲の可動域の確認。

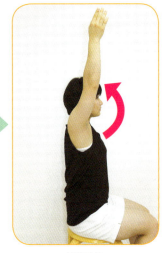
肩屈曲

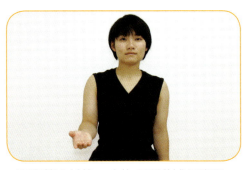
肩関節の外旋、内旋の可動域の確認。

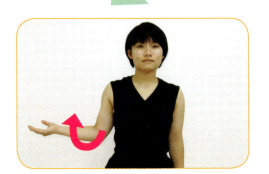
肩外旋

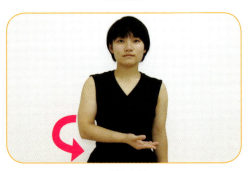
肩内旋

超音波照射ポイント

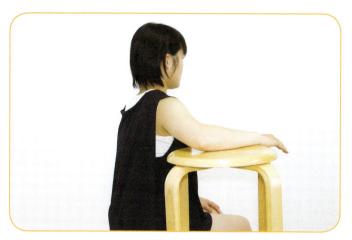

照射肢位

座位にて肩関節軽度屈曲・外転位、肘関節約90°屈曲位。患側の腕を上肢台に置く。

＜目的＞
腋窩からの超音波の照射であり、また腕の重さを軽減し腱板の緊張を緩めるため。

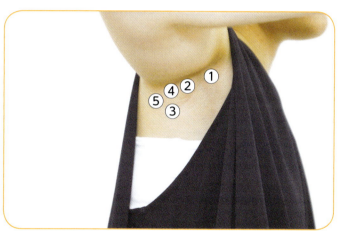

照射ポイント

①肩甲下筋 停止部・烏口腕筋 起始部
②滑液包（肩甲下滑液包）
③肩甲下筋 起始部上下
④小円筋・大円筋・広背筋 停止部
⑤小円筋・大円筋筋腹

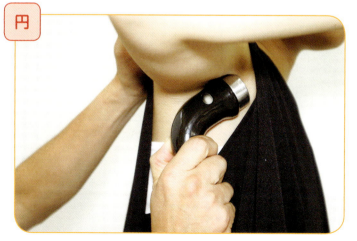

円

①肩甲下筋 停止部・烏口腕筋 起始部

　導子を腋窩から前方へ軽く押し込み、上腕骨小結節へ超音波のエネルギーが抜けるように小さく円を描くようにゆっくり動かし照射、少し導子の面を内に向け烏口突起を狙って照射する。上手くいかない時は、他方の手の指で上腕骨小結節及び烏口突起を触診し、その方向に導子を向ける。
　音波痛に注意！

肩・背中

肩関節周囲炎　超音波照射ポイント

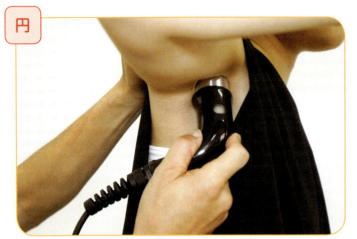

②滑液包（肩甲下滑液包）

　肩甲下滑液包は上腕骨頭を大きく包み込み腋窩に垂れ下がって存在するため、腋窩から導子をまっすぐに向け小さく円を描くようにゆっくり動かし照射し、滑液へ刺激を与えて活性化をはかる。
　腋窩神経があるため、音波痛に注意！

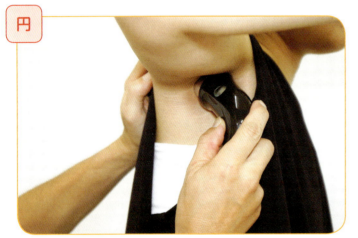

③肩甲下筋 起始部上下

　導子を腋窩から斜め後上方へ軽く押し込み、肩甲窩内側の内縁に向けて超音波の波が抜けるように小さく円を描くようにゆっくり動かし照射する。少しずつ導子の角度を斜め後下方に向け、肩甲下筋の筋肉の走行が扇形なのをイメージして照射する。
　音波痛に注意！

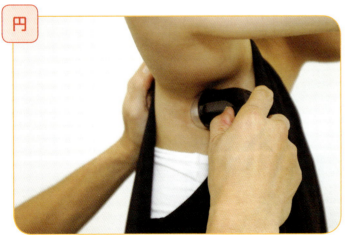

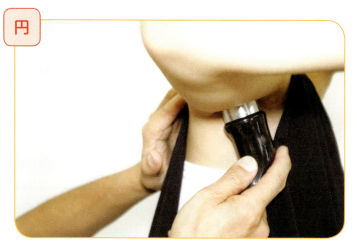

④小円筋・大円筋・広背筋 停止部

　導子を腋窩から後方へ軽く押し込み、上腕骨大結節部の最下部を狙って超音波の波が抜けるように小さく円を描くようにゆっくり動かし照射する。その次に少し上腕骨にそってゆっくり動かし、上腕骨小結節稜に向けて照射。
　音波痛に注意！

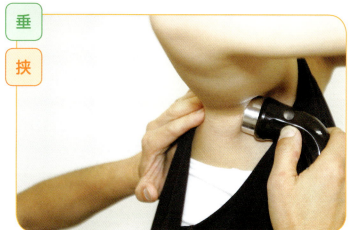

⑤小円筋・大円筋筋腹

　導子を腋窩から軽く入れ、導子をしっかり外側に向け他方の手で外側から小円筋・大円筋の筋腹を押さえて導子の面と手の指ではさみ込み、筋の走行に対して垂直にゆっくり動かし照射する。
　他方の手に音波痛を感じたら出力の調整をする。

FITワンポイントアドバイス

組織を貫通させて照射ポイントへ照射するには？

　超音波は直進性に進むエネルギーであること、導子の面の直下で仕事をするのではなく、導子の面から約2～6cm（1MHz、3MHzの到達深度）の範囲で仕事していることを頭に描く。導子を持っていない手の指のはらで照射ポイントをしっかり触診し、導子の面から超音波エネルギーが光線のように真っ直ぐでているイメージで触診している指のはらをしっかり狙って照射する。

FIT解剖学ノート

筋の作用機序と構造

（起始：Origin　停止：Insertion　作用：Actionとする）

肩甲下筋

O　：　肩甲骨肋骨面の肩甲下窩。
I　：　上腕骨小結節。
A　：　上腕を内側に回転及び内転。関節包内で上腕骨頭を支持。

棘上筋

O　：　肩甲骨棘上窩。
I　：　上腕骨大結節及び関節包。
A　：　三角筋を助け上腕を外転・挙上させ、上腕骨頭を関節窩に向けて内方に引っ張る。

棘下筋

O　：　肩甲骨棘下窩。
I　：　上腕骨大結節及び関節包。
A　：　肩において上腕を外側方に回転させる。上腕運動時に上腕骨の安定。

小円筋

O　：　肩甲骨外側縁近位2/3。
I　：　上腕骨大結節の下小面。
A　：　肩において上腕を外側へ回転（外旋）させる。上腕運動時に上腕骨の安定。

大円筋

O　：　肩甲骨下角の後側面。
I　：　上腕骨小結節稜。
A　：　90°屈曲位で内旋・伸展。90°外転位で内旋・内転。

広背筋

O　：　下位6個の胸椎棘突起、腰仙椎突起、腸骨稜外唇、下部肋骨、肩甲骨下角。
I　：　上腕骨小結節稜。
A　：　肩における上腕の内転と内側後方への回転。肩甲骨の引き下げ。

見解と治療ポイントの解説

腱板損傷

● 見解

　腱板損傷にはいろいろな症例がある。中でも代表的な症例は野球肩だと考えられる。野球肩は、フォームの問題であったり、投げ過ぎ（オーバーユース障害）だと言われている。特に腱板が何らかの原因で肩の第二関節でインピンジメントを起こし損傷する場合が多い。

　インピンジメントとは衝突という意味で、この衝突を緩和するために働いているのが滑液包だと考える。滑液包により腱板はスムーズな動きをするという考えのもと、超音波の温熱・音圧効果を利用し滑液包を活性化することが腱板損傷の改善に有効だと考えている。

　ここでは、腱板に関与する滑液包へのアプローチの方法を紹介する。

● FIT テスト

- ・肢位　　　　　　　：座位または背臥位
- ・関節可動域テスト：肩関節の拳上、肩関節の外旋。
- ・筋力テスト　　　　：棘上筋、棘下筋、肩甲下筋（Ⅰ・Ⅱ）。

● 照射肢位

座位にて肩関節軽度屈曲・軽度外転位

● 照射ポイント

①三角筋下滑液包
②肩峰下滑液包
③烏口上・下滑液包
④長頭腱滑液包
⑤内上角滑液包
⑥肩甲下滑液包

● 照射方法

- ・円照射
- ・ローテーション照射

● 注意点

骨が近いので音波痛が非常に出やすい。

● 運動療法

　ローテーターカフの正しい運動をしてもらいながら照射する。（脇にタオルなどを入れしっかり脇を締め肘関節90°にして肩関節を内外旋する。）

● 応用症例

肩関節周囲炎、肩関節拘縮後療など。

★ 症状の改善がみられなければ精査が必要。（腱板の不全断裂・断裂の可能性があるため。）

肩・背中

33

腱板損傷　FITテスト

●関節可動域テスト

肩関節外転90°・内外旋中間位・肘関節屈曲90°前腕回内位に固定。

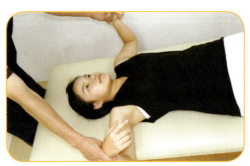

基本肢位

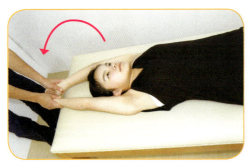

肩挙上

基本肢位から肩関節挙上。

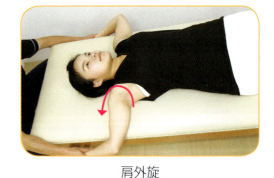

肩外旋

基本肢位から肩関節外旋位。

●筋力テスト

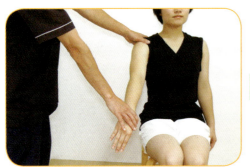

基本肢位

棘上筋筋力テスト

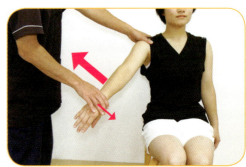

肩関節外転60°・前方挙上30°・前腕回内位に固定。

基本肢位から小指側に上肢を上げ筋力テスト。

● 筋力テスト

肘関節90°前腕回外位にて肘及び、手首を押さえ脇を締める。

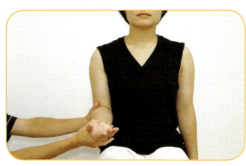

基本肢位

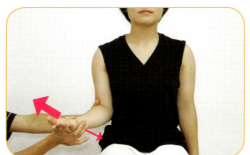

●棘下筋筋力テスト

基本肢位から母指側に肩関節を外旋し筋力テスト。

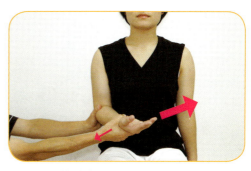

●肩甲下筋筋力テストⅠ

基本肢位から小指側に肩関節を内旋し筋力テスト。

● 筋力テスト

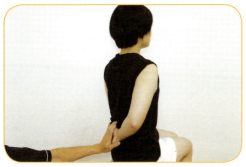

基本肢位　　肩甲下筋筋力テストⅡ

結帯動作の肢位にて手掌を背側に向け固定。

基本肢位から手掌を後方に押し出し筋力テスト。

肩・背中

腱板損傷

超音波照射ポイント

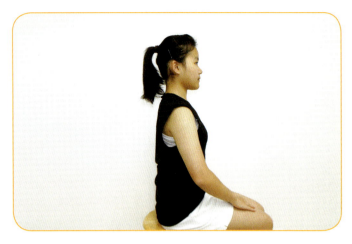

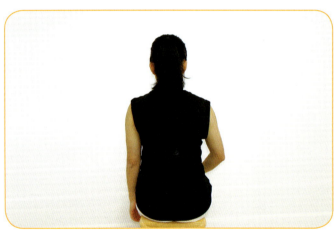

照射肢位

座位にて肩関節軽度屈曲・軽度外転位。

<目的>
腱板・上腕の筋肉を弛緩させるため。

FITワンポイントアドバイス

照射肢位はどのように考えるか？

　施術所では照射を受ける人は患者様であり痛みを訴えている人である。患者様の痛みを軽減する肢位をとることが第一であり、また、緊張しないでリラックスできる肢位である。この本で紹介している照射肢位はFIT療法で効果のでる肢位で、あくまで患者様を最優先に考えることが大切である。

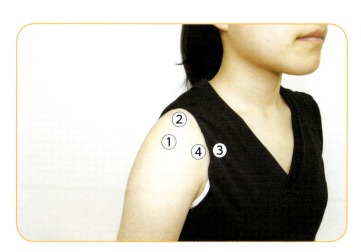

照射ポイント

①三角筋下滑液包
②肩峰下滑液包
③烏口上・下滑液包
④長頭腱滑液包

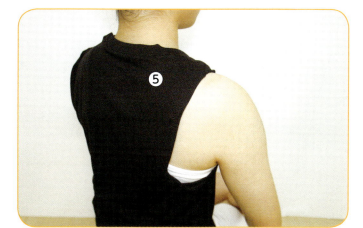

⑤内上角滑液包

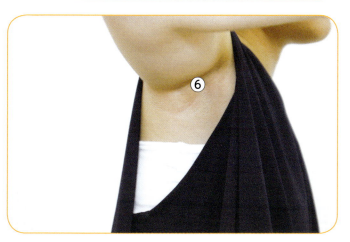

⑥肩甲下滑液包

肩・背中

腱板損傷　超音波照射ポイント

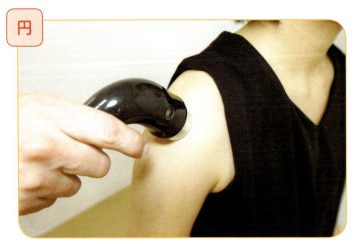

①三角筋下滑液包

　三角筋中部線維に導子の面をあて、小さく円を描くようにゆっくり動かし照射する。
　音波痛に注意！

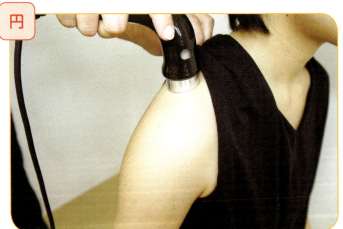

②肩峰下滑液包

　肩峰外端に導子の面をあて、肩峰前面に沿って導子を移動させながら小さく円を描くようにゆっくり動かし照射する。
　骨が近いので音波痛に注意！

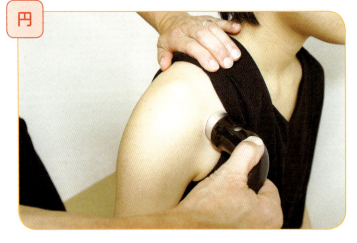

③烏口上・下滑液包

　烏口突起は鎖骨全体の中外1/3ちょうど鎖骨の弯曲している所の下の突起である。烏口上滑液包へは、その突起の上に斜めに導子の外端を軽く引っかけるようにして導子の面をあて、小さく円を描くようにゆっくり動かし照射する。烏口下滑液包へは、その突起の下に照射する。
　骨が非常に近いので音波痛に注意！

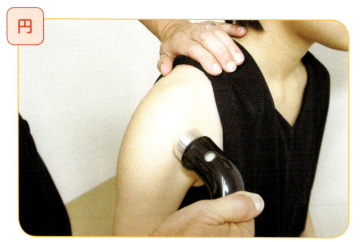

④長頭腱滑液包

　上腕骨大結節と小結節の間の結節間溝に導子の面をあて、小さく円を描くようにゆっくり動かし照射する。
　骨が非常に近いので音波痛に注意！

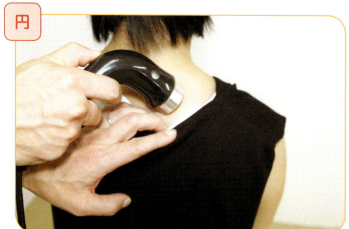

⑤内上角滑液包

　肩甲胸郭運動も腱板の機能に影響するため、内上角滑液包も刺激する。導子の外端を肩甲骨上角のすぐ上に斜めに軽く押し込み半円を描くように導子の面をあて、小さく円を描くようにゆっくり動かし照射する。
　骨が近いので音波痛に注意！

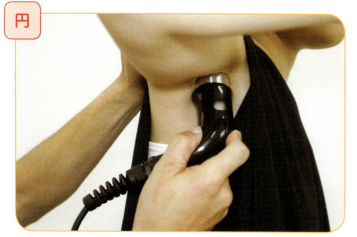

⑥肩甲下滑液包

　肩甲下滑液包は上腕骨頭を大きく包み込み腋窩に垂れ下がって存在するため、腋窩から導子をまっすぐに向け照射し、滑液へ刺激を与えて活性化をはかる。
　腋窩神経があるため、音波痛に注意！

FIT解剖学ノート

筋の作用機序と構造

滑液包

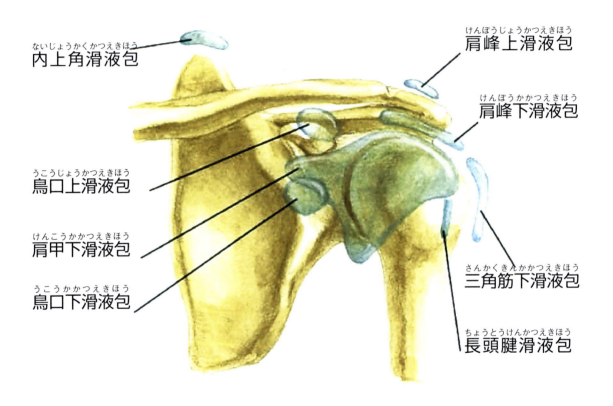

参照:https://blog.goo.ne.jp/takahisa0705/e/c4d04a04ca03ea36b3eee4c9ee3c5e2e

FITワンポイントアドバイス

滑液包のイメージの大切さ？

滑液包は腱の衝撃を吸収して損傷から守ってくれる目的がある。確実に滑液包に対して超音波を照射することが肩関節の障害の改善に対して重要である。そのためにも、滑液包の位置及び形のイメージをすることが大切である。上記の図を頭に入れて照射する。

見解と治療ポイントの解説

広背筋症候群

● 見解

　広背筋は上腕骨の小結節稜に大円筋とともに付着し肩関節の動きに関与しているため、腱板の機能不全につながる。また、肩甲骨下角にも付着しているため肩甲胸郭の動きにも関与しており、肩甲胸郭の機能不全にもつながると考えられる。そのため、肩関節部や背部に痛みの訴えがある。また、広背筋は強靭な筋肉であり、上腕骨の小結節稜に付着しているため投球時では、肘の下がりの原因となることもあり肘関節の痛みにも影響する。私は、広背筋へのアプローチは肩の疾患に対して大変有効ではと考えている。
　ここでは肩甲胸郭の機能に大きく影響する外堀である広背筋へのアプローチの方法を紹介する。

● FITテスト

　・肢位　　　　　　　：座位、背臥位、側臥位。
　・圧迫テスト　　　　：広背筋圧迫テスト
　・関節可動域テスト：肩関節の拳上、肩関節の外旋、肩甲骨上方回旋。

● 照射肢位

側臥位にて肩関節屈曲約135°・外転約145°・肩甲骨上方回旋、肘関節伸展位、前腕中間位。

● 照射ポイント

①広背筋上部筋腹
②肩甲骨下角
③浮肋骨下部（広背筋筋腹）

● 照射方法

　・垂直照射
　・ローテーション照射

● 注意点

肩甲骨下角の照射は音波痛は出やすい。
照射肢位の角度は被検者の肩関節の可動域にあわせて行う。

● 運動療法

肩関節の拳上、外転、肩甲骨の上方回旋のストレッチをさせながら照射する。

● 応用症例

肩関節周囲炎、肩関節拘縮後療、野球肩、スイマーズショルダーなど。

肩・背中

広背筋症候群　FITテスト

●広背筋圧迫テスト

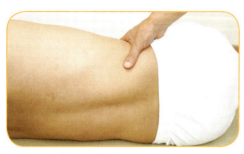

広背筋圧迫ポイント
浮肋骨下部（広背筋筋腹）。

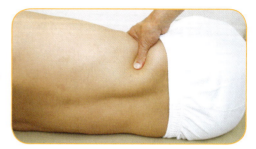

母指腹にて面に対して垂直に圧迫する。

●関節可動域テスト

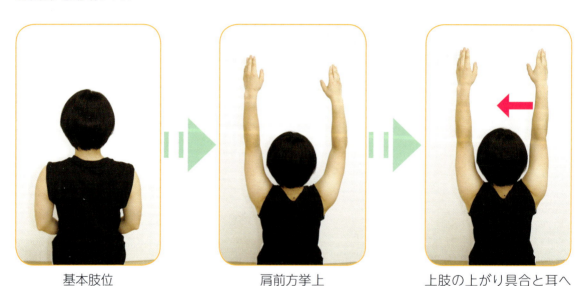

基本肢位

肩前方挙上

上肢の上がり具合と耳への付き方を確認。

● 関節可動域テスト

肩関節外転90°・内外旋中間位・肘関節屈曲90°前腕回内位に固定。

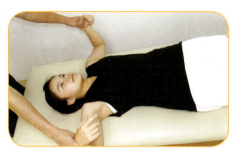
基本肢位

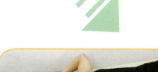

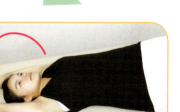
肩挙上

基本肢位から肩関節挙上。

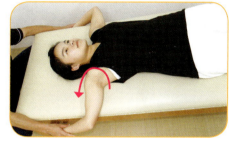
肩外旋

基本肢位から肩関節外旋位。

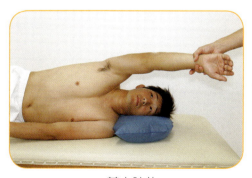
基本肢位

被検者の手首を軽く把持し、肩関節の挙上、外転、肩甲骨上方回旋位にて固定。

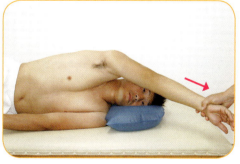
肩甲骨上方回旋

基本肢位より上肢を末梢方向に牽引し、広背筋の走行をイメージしてストレッチを行いながら肩甲骨を上方回旋。

広背筋症候群

超音波照射ポイント

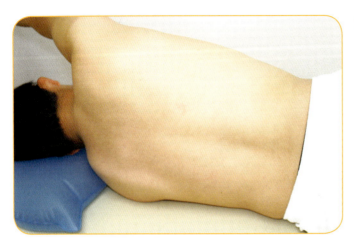

照射肢位

側臥位にて肩関節屈曲約135°・外転約145°、肩甲骨上方回旋、肘関節伸展位、前腕中間位。

＜目的＞
広背筋を伸展させるため。
（ただし、被検者の肩関節の可動域に注意）

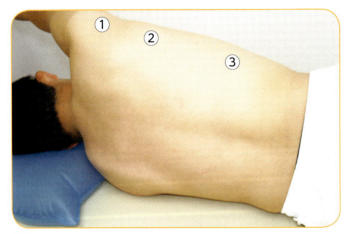

照射ポイント

①広背筋上部筋腹
②肩甲骨下角
③浮肋骨下部（広背筋筋腹）

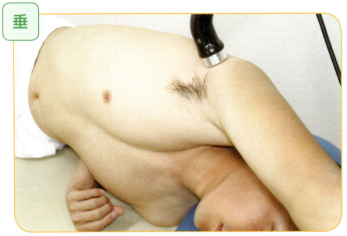

①広背筋上部筋腹

　三角筋後部線維を末梢から触診し最初の凹みに導子の面をぴったりあて、三角筋の外側縁に沿って半円を描くように筋の走行に対して垂直にゆっくり動かし照射する。

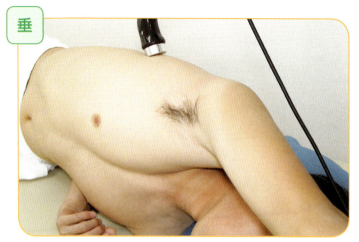

②肩甲骨下角

　照射肢位より肩関節を外転し肩甲骨下角を見つけ、その角に導子の面を斜めに立て導子の外端を引っかけるようにして、下角に沿って半円を描くように筋の走行に対して垂直にゆっくり動かし照射する。導子の面と患部の隙間が空くのでゲルは多めに使用する。
　骨が非常に近いので音波痛に注意。

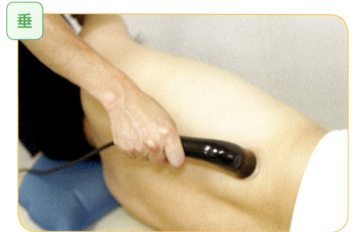

③浮肋骨下部（広背筋筋腹）

　浮肋骨を触診しその下部の凹みに導子の面をぴったりあて、筋肉の走行に対して垂直にゆっくり動かし照射する。

肩・背中

FIT解剖学ノート

筋の作用機序と構造

（起始：Origin　停止：Insertion　作用：Actionとする）

広背筋
- O ： 下位6個の胸椎棘突起、腰仙椎突起、腸骨稜外唇、下部肋骨、肩甲骨下角。
- I ： 上腕骨小結節稜。
- A ： 肩における上腕の内転と内側後方への回転。肩甲骨の引き上げ。

STEP UP 1

大きいボールを使用する運動療法での肩関節(肩甲胸郭関節)の可動域改善方法

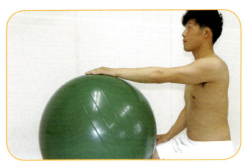

被検者はボールと対面して座り、手のひらをボールに乗せる。

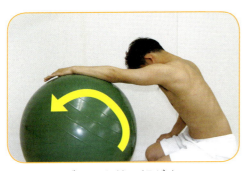

ボールを前に転がす。

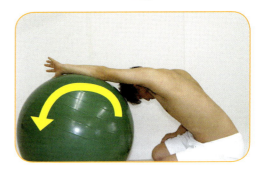

広背筋を最大に伸張するため、前腕を回内する。

ポイント ボールに体を預ける。リラックスして行う。

応用ポイント

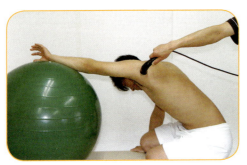

超音波を照射しながらボール運動を行うとなお効果的。

見解と治療ポイントの解説

上腕二頭筋長頭腱炎

● 見解

上腕二頭筋長頭腱は、結節間溝を通り関節唇に付いている。上肢の屈曲・内旋位の動作の繰り返しで上腕横靭帯との摩擦により炎症を起こす。

物を持ったままの状態で肩関節の内外旋運動の痛みが多いが、大切なのはスピードテスト、ヤーガソンテストでの痛みの判断となる。結節間溝に痛みを訴える方が多いが、触診をしっかり行うと小結節部で痛みを訴えてることもあり、肩甲下筋痛の可能性も多いと考えられる。

上腕横靭帯及び上腕二頭筋長頭腱はコラーゲン線維で出来ている。私は、コラーゲン線維の新陳代謝には超音波の温熱作用は有効であると考える。

ここでは、上腕二頭筋長頭腱の炎症部分（本丸）と外堀となる上腕二頭筋を緩めるためのアプローチの方法を紹介する。

● FITテスト

- ・肢位 ： 座位または背臥位
- ・圧迫テスト ： 上腕二頭筋圧迫テスト
- ・関節可動域テスト： 肩関節の屈伸
- ・関節可動域テスト： 上腕二頭筋抵抗テスト、ヤーガソンテスト

● 照射肢位

座位にて肩関節軽度屈曲位、肘関節軽度屈曲位。

● 照射ポイント

①結節間溝
②橈骨粗面
③上腕二頭筋腱膜（前腕屈筋腱膜）

● 照射方法

- ・平行照射
- ・円照射
- ・ローテーション照射

● 注意点

結節間溝への照射は音波痛が出やすい。

● 運動療法

肘関節軽度屈曲位で肩関節内外旋運動をさせながら照射する。
肘関節の屈伸運動をさせながら照射する。

● 応用症例

肩関節周囲炎、肩関節拘縮後療など。

肘・手

上腕二頭筋長頭腱炎　FITテスト

● 上腕二頭筋圧迫テスト

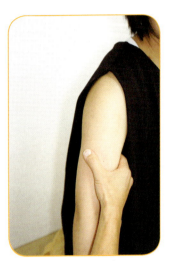

上腕二頭筋圧迫ポイント
上腕二頭筋筋腹。

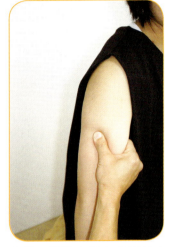

上腕二頭筋を横から摘むように圧迫する。

● 関節可動域テスト

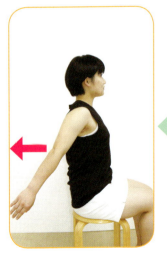

肩伸展

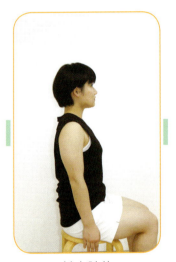

基本肢位

肩関節の伸展、屈曲の可動域の確認。

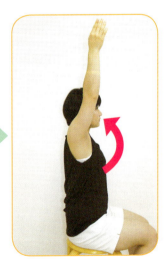

肩屈曲

● 上腕二頭筋筋力テスト

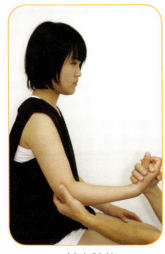

基本肢位

肘関節90°屈曲位・前腕回外位にて、げんこつを軽く握ってもらい肘関節手関節を持ち固定。

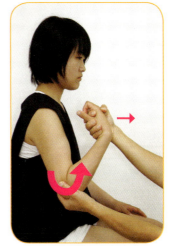

基本肢位から手関節掌屈、肘関節屈曲し筋力テスト。

● ヤーガソンテスト

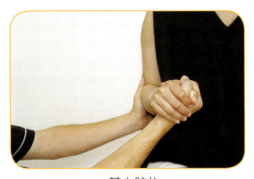

基本肢位

肘関節90°屈曲位・前腕中間位にて片手で肘を固定し、もう一方の手を握ってもらい固定。

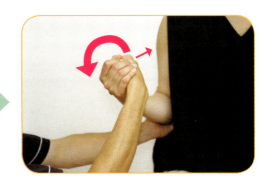

基本肢位から被検者に前腕を回外してもらい抵抗。

上腕二頭筋長頭腱炎　超音波照射ポイント

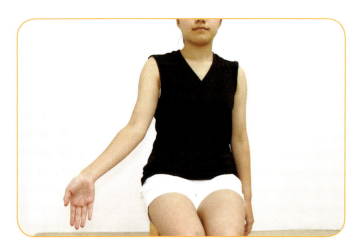

照射肢位

座位にて肩関節軽度屈曲位、肘関節軽度屈曲位。

＜目的＞
上腕の筋肉を弛緩させるため。

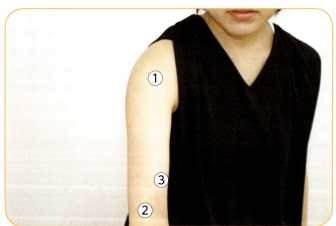

照射ポイント

①結節間溝
②橈骨粗面
③上腕二頭筋腱膜

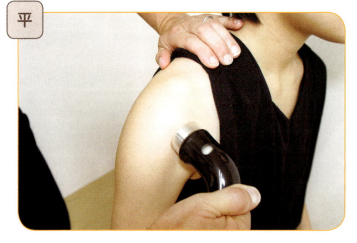

①結節間溝

　結節間溝は上腕骨大結節と小結節の間で横靭帯に導子の面をあて、靭帯の走行に対して平行にゆっくり動かし照射する。肩関節の内旋、外旋運動をすると照射ポイントを見つけやすい。
　骨が非常に近いので音波痛に注意！

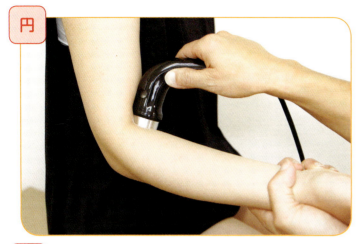

②橈骨粗面

　肘関節を90°に屈曲し導子の外端を上腕にあてがい上腕二頭筋長頭腱にぴったりと導子をあて、小さく円を描くようにゆっくり動かし照射する。

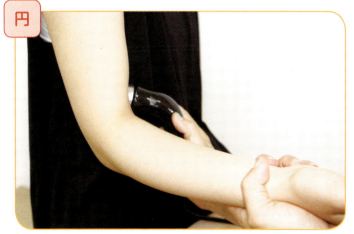

③上腕二頭筋腱膜

　上腕二頭筋を緊張させ力こぶを作り上腕二頭筋の内側を上から下へ触診して凹みの所に導子の面をあて、小さく円を描くようにゆっくり動かし照射する。

肘・手

FITワンポイントアドバイス

音波痛とは？

　過度の音波強度により、照射ポイントの骨膜が超音波エネルギーで加熱されてしまう時に発生する深部痛（重苦しい感覚）のことである。その時は熱傷を避けるために超音波強度を下げる必要がある。また、FIT療法では被検者（患者様）に不快感を与えないために音波痛を極力避けるよう「声がけ」が大切である。

FIT解剖学ノート

筋の作用機序と構造

結節間溝
大結節と小結節の間にある溝。

橈骨粗面
橈骨上端近くの内側隆起。

前腕筋膜（屈筋腱膜）
上腕二頭筋からつながり、回内筋に付着する膜。

FIT ワンポイントアドバイス

導子を小さく円を描くようにゆっくり動かすのは？

超音波治療は導子の面からの超音波による温熱・音圧効果であり、導子を速く動かすと超音波の波がブレて効果が半減する。また、円を描くことにより組織に対して縦にも横にも照射することができ筋肉と腱が入り組んでいる照射ポイントには有効である。

見解と治療ポイントの解説

外側上顆炎

● 見解

　外側上顆炎で代表的な症例はテニス肘だと考えられる。バックハンドやフォームの悪さからフォアハンドでこねるような打ち方でも外顆部への痛みを発生することが多い。ラケット系の競技でよくみられる症状である。

　また、手関節を掌屈位で荷物やトレーを運ぶ作業でも痛みが発生し、最近では、パソコン業務でもマウスを使うときのクリックのやり過ぎで痛みが起こりうる。長短橈側手根伸筋のオーバーユースによる炎症、橈骨輪状靭帯及び滑膜の炎症が多い。

　前腕伸筋群は組織が薄く硬い筋肉のため、手技では緩めづらい。超音波の温熱・音圧効果は薄い組織、靭帯には吸収係数が高いので前腕筋群を緩めるのには大変有効だと考えられる。

　ここでは、前腕伸筋群及び輪状靭帯へのアプローチの方法を紹介する。

● FIT テスト

- ・肢位　　　　　　：座位または背臥位
- ・圧迫テスト　　　：短橈側手根伸筋圧迫テスト
- ・関節可動域テスト：手関節掌屈
- ・筋力テスト　　　：手関節背屈抵抗テスト

● 照射肢位

肘関節伸展位、前腕回内位、手関節掌屈位

● 照射ポイント

①尺側手根伸筋・総指伸筋 起始部・肘筋　　②橈骨輪状靭帯
③尺側手根伸筋腱・総指伸筋腱　　　　　　　④長・短橈側手根伸筋 起始部
⑤長・短橈側手根伸筋腱

● 照射方法

- ・垂直照射
- ・円照射
- ・ローテーション照射

● 注意点

骨が非常に近いので音波痛に注意。
ローテーションをしっかり守る。

● 運動療法

肘関節屈伸運動をしながら照射する。

● 応用症例

肘関節、手関節の拘縮後療など。

肘・手

外側上顆炎 FITテスト

●短橈側手根伸筋圧迫テスト

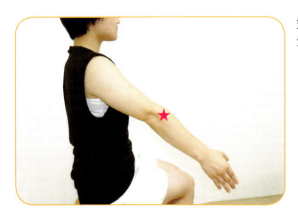

短橈側手根伸筋圧迫ポイント
外側上顆下の短橈側手根伸筋の筋腹。

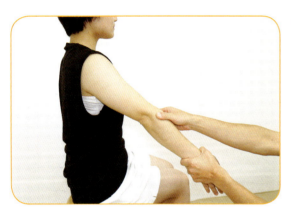

圧迫ポイントに母指腹を当てる。

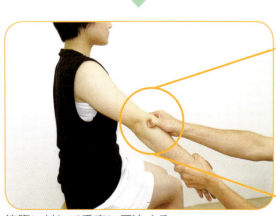
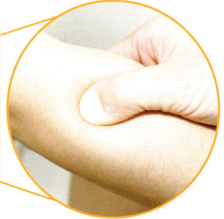

筋腹に対して垂直に圧迫する。

●関節可動域テスト

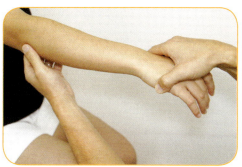

基本肢位　　　　　　　手関節掌屈　　　　　　掌屈

肘関節伸展位・前腕回内位・手関節中間位にて肘関節及び、手関節を保持。

基本肢位より肘関節完全伸展位・前腕完全回内位にてストレッチを行う。

●短橈側手根伸筋筋力テスト

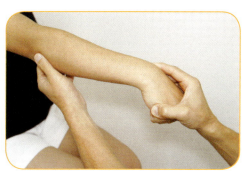
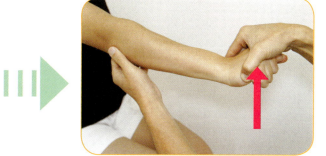

基本肢位

肘関節伸展位・前腕回内位・手関節軽度掌屈位にて被検者に手を握ってもらい、肘関節を固定。

基本肢位より被検者に手関節背屈してもらい筋力テスト。

肘・手

外側上顆炎　超音波照射ポイント

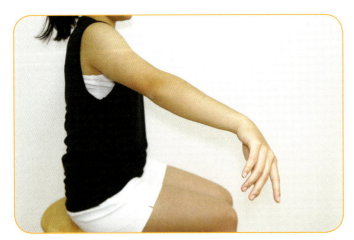

照射肢位

肘関節伸展位、前腕回内位、手関節掌屈位。

<目的>
前腕伸筋群を伸展するため。

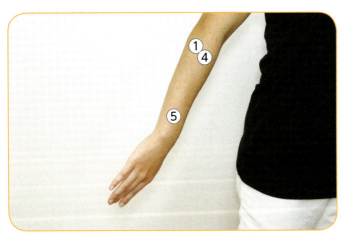

照射ポイント

① 尺側手根伸筋・総指伸筋 起始部・肘筋
② 橈骨輪状靭帯
③ 尺側手根伸筋腱・総指伸筋腱
④ 長・短橈側手根伸筋 起始部
⑤ 長・短橈側手根伸筋腱

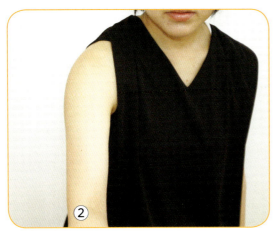

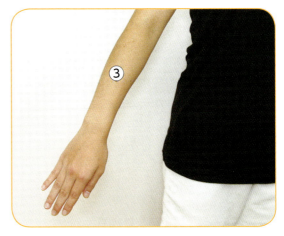

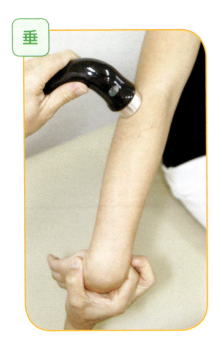

①尺側手根伸筋 起始部・総指伸筋 起始部・肘筋

まず外側上顆やや外側のすぐ下に導子をぴったりあてる。次に肘頭の下近くまで筋の走行に対して垂直にゆっくり照射することを繰り返す。肘関節伸展位、手関節掌屈位、前腕回内位のストレッチを軽くかけながら照射する。

骨が非常に近いので音波痛に注意！

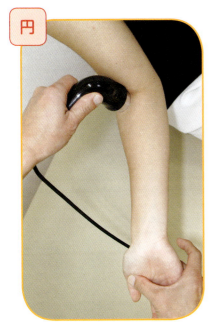

②橈骨輪状靭帯

肘関節やや屈曲位、前腕回外位、手関節やや背屈位にし、導子の外端を上腕にあてがい、前腕外側に導子の面をぴったりあて、輪状靭帯をイメージしながら小さく円を描くようにゆっくり動かし照射する。

外側上顆炎　超音波照射ポイント

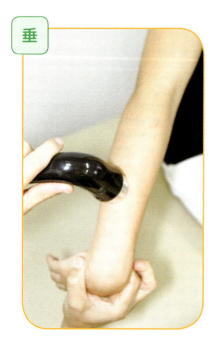

垂

③尺側手根伸筋腱・総指伸筋腱

　被検者に手関節軽度背屈位でげんこつを握ってもらい、外側上顆より中枢から末梢に向かって尺側手根伸筋・総指伸筋を触診し最初の凹みの所に導子をあて、筋の走行に対して垂直にゆっくり動かし照射する。肘関節伸展位、前腕回内位、手関節掌屈位のストレッチを軽くかけながら照射する。
　骨が非常に近いので音波痛に注意！

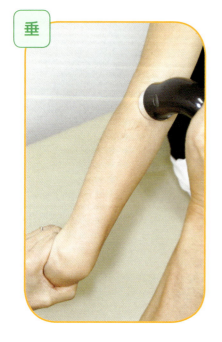

垂

④長・短橈側手根伸筋 起始部

　外側上顆やや内側のすぐ下に導子をぴったりあて、半円を描くように筋の走行に対して垂直にゆっくり動かし照射する。肘関節伸展位、前腕回内位、手関節掌屈位のストレッチを軽くかけながら照射する。
　骨が非常に近いので音波痛に注意！

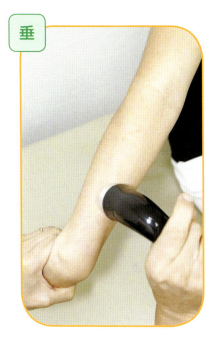

⑤長・短橈側手根伸筋腱

　被検者に手関節軽度背屈位でげんこつを握ってもらい、外側上顆より中枢から末梢に向かって長・短橈側手根伸筋を触診し最初の凹みの所に導子をあて、筋の走行に対して垂直にゆっくり動かし照射する。肘関節伸展位、前腕回内位、手関節掌屈位のストレッチを軽くかけながら照射する。
　骨が非常に近いので音波痛に注意！

FITワンポイントアドバイス

照射ポイントへの導子のタッチ感はどのくらい？

正しい導子の当て方　　　　　**間違った導子の当て方**

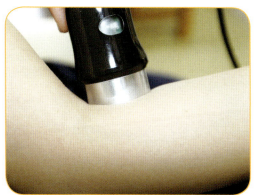　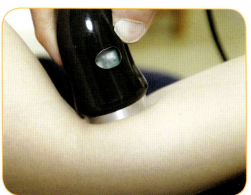

導子の面をぴったり優しく当てる。　　押し付けたり、押し込んではダメ。

FIT解剖学ノート

筋の作用機序と構造

（起始：Origin　停止：Insertion　作用：Actionとする）

尺側手根伸筋

O ： 上腕骨外側上顆、尺骨の後面。
I ： 第5中手骨底。
A ： 手関節の尺屈。

総指伸筋

O ： 上腕外側上顆、前腕筋膜、外側側副靭帯、橈骨輪状靭帯。
I ： 第2〜5指の基節骨底で3本となり中央は中節骨、両側は末節骨底。
A ： 手の指と手首における手の伸張。

長橈側手根伸筋

O ： 上腕骨外側上顆に至るまでの外側顆上稜。
I ： 第2指の中手骨底背側。
A ： 手関節の背屈・橈屈、肘の屈曲。

短橈側手根伸筋

O ： 上腕骨外側上顆、外側側副靭帯、橈骨輪状靭帯。
I ： 第3指の中手骨底背側。
A ： 手関節の背屈・橈屈。

肘筋

O ： 上腕骨外側上顆後面、肘関節包。
I ： 尺骨近位1/4後面。
A ： 肘関節の伸展。

橈骨輪状靭帯

尺骨の橈骨切痕の前縁と後縁に付着。

見解と治療ポイントの解説

内側上顆炎

見解

　内側上顆炎は野球肘が代表的で投球フォームが原因で起こると考えられる。また、ピッチャーではフォームだけでなく変化球を多用し、中でもフォークボール、スプリットフィンガーファーストボール、シュート系を多投する人に多く見られる。内側上顆炎は、前腕屈筋群及び回内筋群の強い牽引が内側上顆に加わり発生する。これらの筋群を弛緩させることが内側上顆炎の改善及び予防につながると考えられる。強い刺激で弛緩させようとすると前腕の神経群が過敏に反応し力が抜けたりする可能性がある。超音波の優しい温熱・音圧効果を利用して弛緩させることが有効だと考えられる。

　ここでは、私が考える内側上顆炎に関与する筋肉へのアプローチの方法を紹介する。

FITテスト

・肢位　　　　　　：座位または背臥位
・圧迫テスト　　　：円回内筋圧迫テスト
・関節可動域テスト：手関節背屈・握力テスト

照射肢位

肘関節伸展位、前腕回外位、手関節背屈位

照射ポイント

①上腕筋・上腕二頭筋内側 停止部　②結節間溝　　　　③上腕二頭筋短頭 起始部
④円回内筋・橈側手根屈筋 起始部　⑤円回内筋腱・橈側手根屈筋腱・浅指屈筋腱・長掌筋筋腹
⑥長掌筋・尺側手根屈筋 起始部　　⑦尺側手根屈筋腱

照射方法

・平行照射
・垂直照射
・ローテーション照射

注意点

音波痛がでやすいのでローテーションをしっかり守る。

運動療法

肘関節屈伸運動をさせながら照射する。
肘関節伸展位で手関節掌背屈運動をさせながら照射する。
肘関節伸展位で前腕回内外、手関節背屈運動をさせながら照射する。

応用症例

肘関節、手関節拘縮後療など。

★ 肘関節の屈曲、伸展制限著明、内側上顆の圧痛が著明なら精査が必要。

肘・手

内側上顆炎　FITテスト

●円回内筋圧迫テスト

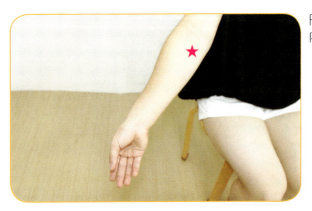

円回内筋圧迫ポイント
内側上顆の内側下部の円回内筋の筋腹。

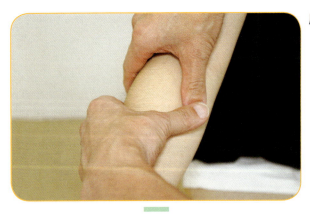

圧迫ポイントに母指を重ねて当てる。

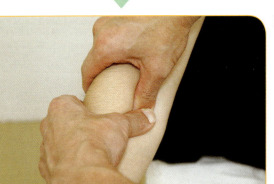

円回内筋の筋腹をしっかり圧迫する。

● 関節可動域テスト

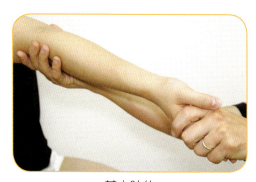
基本肢位

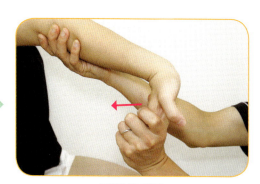
手関節背屈

肘関節伸展位・前腕回外位・手関節背屈位にて肘関節及び手掌を持ち固定。

基本肢位より手関節完全背屈位を行いストレッチ。

● 握力テスト

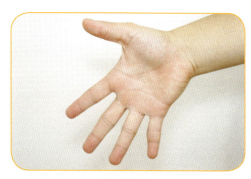
基本肢位

把握

自然肢位にて手を開く。

基本肢位より拳を握り、力の入り具合いを確認する。

肘・手

63

内側上顆炎　超音波照射ポイント

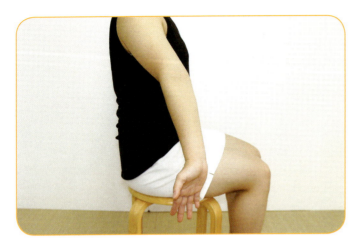

照射肢位

肘関節伸展位、前腕回外位、手関節背屈位。

<目的>
上腕屈筋・前腕屈筋・回内筋群を伸展するため。

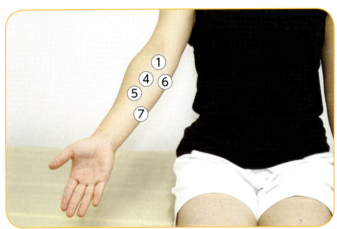

照射ポイント

①上腕筋・上腕二頭筋内側 停止部
④円回内筋・橈側手根屈筋 起始部
⑤円回内筋腱・橈側手根屈筋腱・
　浅指屈筋腱・長掌筋筋腹
⑥長掌筋・尺側手根屈筋 起始部
⑦尺側手根屈筋腱

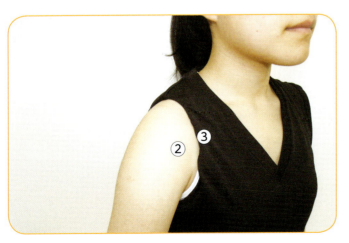

②結節間溝
③上腕二頭筋短頭 起始部

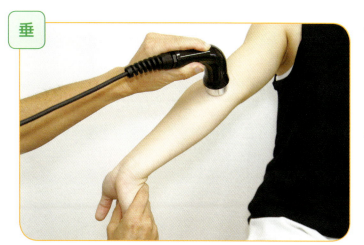

①上腕筋・上腕二頭筋内側 停止部

　肘関節90°にした際、上腕二頭筋が緊張し上腕二頭筋の内側の腱が浮き出る。そこに導子の外端をぴったりあてる。そして肘関節伸展位、前腕回外位、手関節背屈位のストレッチを軽くかけながら筋の走行に対して垂直にゆっくり動かし照射する。
　音波痛に注意！

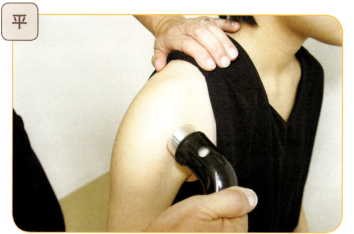

②結節間溝

　結節間溝は上腕骨大結節と小結節の間で横靭帯に導子の面をあて、靭帯の走行に対して平行に照射する。肩関節の内旋、外旋運動をすると照射ポイントを見つけやすい。
　骨が非常に近いので音波痛に注意！

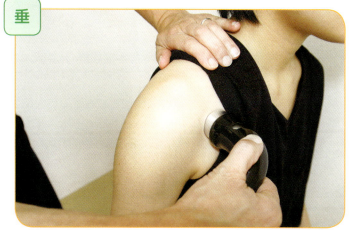

③上腕二頭筋短頭 起始部

　烏口突起は鎖骨全体の中外1/3下部。ちょうど鎖骨の弯曲している所の下の突起である。その突起の下に導子をぴったりあて、筋の走行に対して垂直にゆっくり動かし照射する。
　骨が非常に近いので音波痛に注意！

肘・手

内側上顆炎　超音波照射ポイント

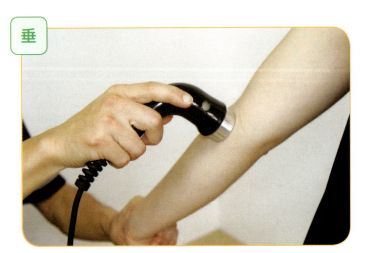

④円回内筋・橈側手根屈筋 起始部

　前腕前面部で内側上顆やや下に導子をぴったりあて、筋の走行に対して垂直にゆっくり動かし照射する。
　肘関節伸展位、前腕回外位、手関節背屈位のストレッチを軽くかけながら照射する。
　音波痛に注意！

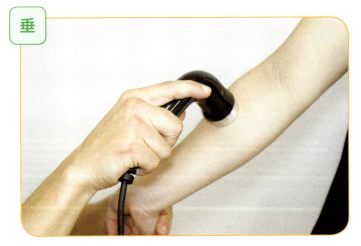

⑤円回内筋腱・橈側手根屈筋腱・浅指屈筋腱・長掌筋筋腹

　被検者に手関節軽度掌屈位でげんこつを握ってもらい、内側上顆より中枢から末梢に向かって長掌筋・橈側手根屈筋を触診し最初の凹みの所に導子をあて、半円を描くように筋の走行に対して垂直にゆっくり動かし照射する。肘関節伸展位、前腕回外位、手関節背屈位のストレッチを軽くかけながら照射する。
　骨が非常に近いので音波痛に注意！

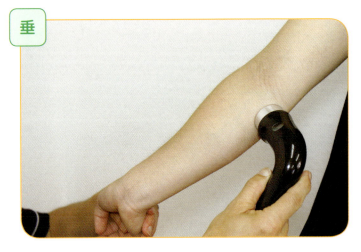

⑥長掌筋・尺側手根屈筋 起始部

　内側上顆の内側に導子の外端を軽くぶつけながら導子をぴったりあて、半円を描くように筋の走行に対して垂直にゆっくり動かし照射する。
　肘関節伸展位、前腕回外位、手関節背屈位のストレッチを軽くかけながら照射する。
　骨が非常に近いので音波痛に注意！

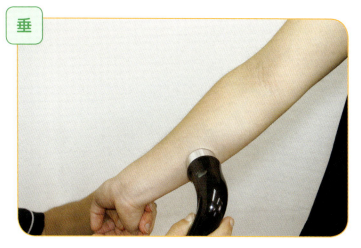

垂

⑦尺側手根屈筋腱

　被検者に手関節軽度掌屈位、尺屈位でげんこつを握ってもらい、上腕骨内側上顆より中枢から末梢に向かって尺側手根屈筋を触診し最初の凹みの所に導子をあて、半円を描くように筋の走行に対して垂直にゆっくり動かし照射する。肘関節伸展位、前腕回外位、手関節背屈位のストレッチを軽くかけながら照射する。

　骨が非常に近いので音波痛に注意！

肘・手

FITワンポイントアドバイス

ストレッチを「軽く」かけながら照射するとは？

　より効果的に結果を出すには、ただのストレッチではダメでこの「軽く」というところがポイント。他動的な、強いストレッチ・長時間（約1分ぐらい）ストレッチは、筋線維に及ぼすストレスが強く、伸張反射を起こし硬くなる。だから、「軽く」がポイントとなる。

「軽く」ストレッチをかける方法
1.まず始めに少し強めのテンションのストレッチをかける。
2.そのポジションから少しストレッチのテンションを開放する。
3.その解放したポジションからほんの微々たる力でテンションを加える。
4.そして、照射ポイントを移動するごとにストレッチを完全に解放し、再度1.2.3を繰り返す。
（ローテーション照射の際、利用すると有効である）

FIT解剖学ノート

筋の作用機序と構造

(起始：Origin　停止：Insertion　作用：Actionとする)

上腕筋
- O ： 上腕骨掌側面遠位1/2。
- I ： 尺骨粗面、肘筋前方関節包。
- A ： 肘関節屈曲。

上腕二頭筋
- O ： (長) 肩関節上結節、上方関節唇。　(短) 肩甲骨烏口突起。
- I ： 橈骨粗面、前腕筋膜。
- A ： (長) 肩関節の外転。(短) 肩関節の内転。肘関節の屈曲、前腕の回外。

円回内筋
- O ： 上腕頭：内側上顆。尺骨頭：尺骨鉤状突起の内側。
- I ： 橈骨中央外側。
- A ： 肘関節の屈曲、前腕の回内。

橈側手根屈筋
- O ： 上腕頭の内側上顆。
- I ： 第2・3指の中手骨底掌側。
- A ： 手関節の掌屈・橈屈、肘関節の屈曲、前腕の回内。

浅指屈筋
- O ： 上腕頭：上腕骨内側上顆 、尺骨粗面。 橈骨頭：橈骨近位前面。
- I ： 第2～5指までの中節骨底掌側。
- A ： 第2～5指の基節骨・中節骨の屈曲。

長掌筋
- O ： 上腕骨内側上顆。
- I ： 手掌腱膜。
- A ： 手関節の屈曲、肘関節の屈曲。

尺側手根屈筋
- O ： 上腕骨内側上顆・肘頭の内側面から尺骨の後面近位2/3。
- I ： 豆状骨を介し第5指の中手骨底掌側、有鈎骨鈎。
- A ： 手関節の掌屈・尺屈、肘の屈曲。

見解と治療ポイントの解説

狭窄性腱鞘炎（de Quervain病）

● 見解

　狭窄性腱鞘炎（de Quervain病）は、長母指外転筋・短母指伸筋の腱鞘炎と言われている。この腱鞘炎は新米のお母さんに多く見られ、赤ん坊を抱っこしたり、授乳の際に頭を指先でささえて手首を返して同じ姿勢を保ったりを繰り返すことが発生の原因となると考えられる。また、トレーなど幅のあるものを手首を返しながら持ったり、ブロックなどを持って繰り返し積み上げる動作の多い人に見られる症状である。狭窄性腱鞘炎（de Quervain病）の改善には長母指外転筋、短母指伸筋の弛緩が必要だと考えられる。二つの筋肉は橈骨骨幹背側を走行しており、伸筋群の腱と交差し入り組んだ構造のため手技で簡単に弛緩させるのは困難である。超音波の温熱・音圧効果は、一度に腱と筋肉の血流改善を行い弛緩させることができると考えられる。

　ここでは、痛みの場所である腱鞘（本丸）、外堀である狭窄性腱鞘炎（de Quervain病）の起因となる筋肉へのアプローチの方法を紹介する。

● FIT テスト

- ・肢位　　　　　　：座位または背臥位
- ・圧迫テスト　　　：長母指外転筋腱圧迫テスト、長母指外転筋圧迫テスト
- ・関節可動域テスト：手関節尺屈

● 照射肢位

肘関節伸展位、前腕中間位、手関節尺屈位。

● 照射ポイント

①長母指外転筋腱・短母指伸筋腱
②長母指外転筋・短母指伸筋 起始部
③長・短橈側手根伸筋 起始部

● 照射方法

- ・削り照射　　　・垂直照射

● 注意点

腱付近の照射は音波痛が出やすいので注意が必要。
　削る様な照射方法のため、愛護的に優しく行うこと、導子の金属面の外端で削るのではなく、超音波マッサージにより削るイメージが大切である。

● 運動療法

前腕中間位にて肘関節屈伸運動をさせながら照射する。
手関節橈尺屈運動をさせながら照射する。

● 応用症例

手関節の拘縮後療など。

肘・手

狭窄性腱鞘炎（de Quervain病） FITテスト

● 長母指外転筋腱圧迫テスト

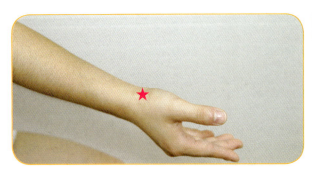

長母指外転筋腱が圧迫ポイント
母指を外転し浮き出る2本の腱の内側の腱。

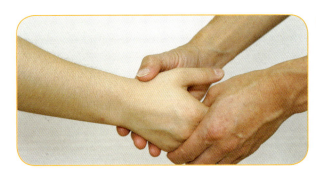

圧迫ポイントに母指を当てる。

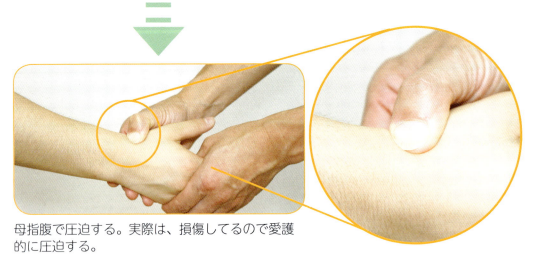

母指腹で圧迫する。実際は、損傷してるので愛護的に圧迫する。

●長母指外転筋圧迫テスト

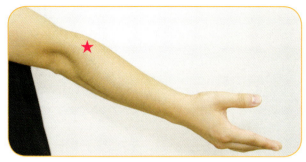

長母指外転筋圧迫ポイント
母指を外転・前腕回内し浮き上がる筋腹。
母指外転筋の腱が損傷場所のため、筋の緊張の確認が必要。

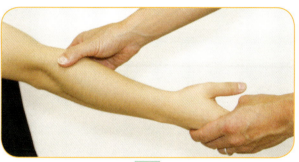

圧迫ポイントに母指を当てる。

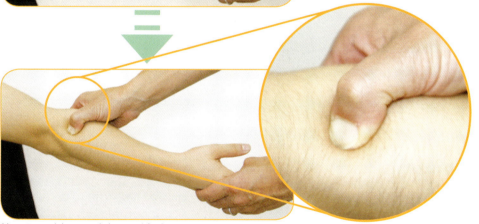

筋の面に対して垂直に圧迫する。

●関節可動域テスト

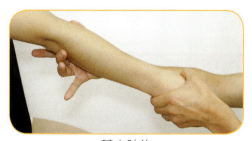

基本肢位　　　　　　　　　　　　　手関節尺屈

肘関節伸展位・前腕回内回外中間位・手関節中間位にて肘関節及び手背部を持ち固定。

基本肢位より手関節尺屈位を行いストレッチ。

狭窄性腱鞘炎（de Quervain病）

超音波照射ポイント

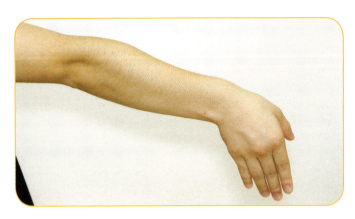

照射肢位

肘関節伸展位、前腕中間位、手関節尺屈位。

＜目的＞
母指の外転筋群及び腱を伸展するため。

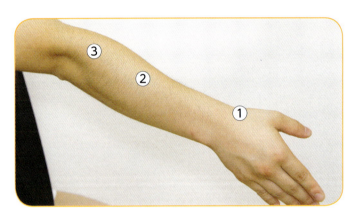

照射ポイント

①長母指外転筋腱・短母指伸筋腱
②短母指伸筋・長母指外転筋 起始部
③長・短橈側手根伸筋 起始部

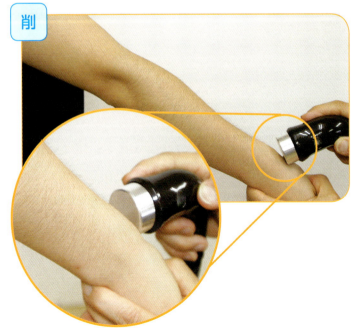

①長母指外転筋腱・短母指伸筋腱

　手関節の橈尺屈を行い長母指外転筋腱・短母指伸筋腱を触診する。手関節を尺屈し、その腱を緊張させ導子の外端をぴったりあて、腱の走行に対して平行に削るようにゆっくり動かし照射する。ゲルは多めに使用する。
　小さい導子を使うとより効果的。
　骨が非常に近いので音波痛に注意！

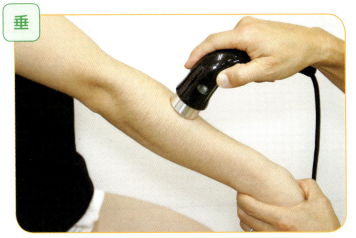

②短母指伸筋・長母指外転筋 起始部

　前腕やや回内位、手関節背屈、尺屈位にして長・短橈側手根伸筋を緊張させ上腕骨外側上顆より中枢から末梢へその筋を触診し最初の凹みの所に導子をあて、半円を描くように筋の走行に対して垂直にゆっくり動かし照射する。肘関節伸展位、手関節尺屈位のストレッチを軽くかけながら照射する。

　骨が非常に近いので音波痛に注意！

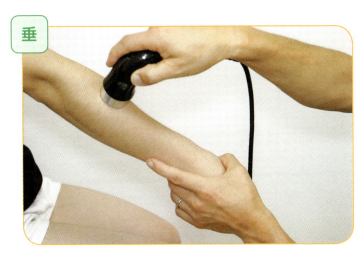

③長・短橈側手根伸筋 起始部

　上腕骨外側上顆の下に導子をあて、半円を描くように筋の走行に対して垂直にゆっくり動かし照射する。肘関節伸展位、手関節尺屈位のストレッチを軽くかけながら照射する。

　骨が非常に近いので音波痛に注意！

FIT ワンポイントアドバイス

音波痛の影響を被検者にできるだけ与えないためには？

　ローテーション照射はとても有効である。より安全に音波痛を出さないために、被検者がローテーション照射中に少しでも熱い、苦しいと訴えがあった際は、出力を下げる。そして、その出力のまま次のローテーションの照射ポイントに移動し照射する。ポイントを移動したからといって出力を上げないことが大切である。

FIT解剖学ノート

筋の作用機序と構造

(起始：Origin　停止：Insertion　作用：Actionとする)

長母指外転筋
- O ： 尺骨骨幹背側、前腕骨間膜、橈骨骨幹背側。
- I ： 母指中手骨底背側。
- A ： 手関節の掌屈、母指の掌側外転。

短母指伸筋
- O ： 橈骨骨幹遠位1/3、前腕骨間膜。
- I ： 母指基節骨底背側。
- A ： 手関節背屈、母指の伸展。

長・短橈側手根伸筋
- O ：（長）上腕骨外側上顆に至るまでの外側顆上稜。
   （短）上腕骨外側上顆、外側側副靭帯、橈骨輪状靭帯。
- I ：（長）第2指の中手骨底背側（短）第3指の中手骨底背側。
- A ：（長）手関節の背屈と橈屈、肘関節の屈曲（短）手関節の背屈、橈屈。

FITワンポイントアドバイス

大・小の導子の長所と短所は？

大きい導子
長所：接地面が大きいため広範囲に照射できる。
　　　端や角度を利用し機能的に照射できる。
短所：接地面が広いため患部以外に先に超音波のエネルギーが吸収され、患部への最大限の効果が出る前に周りの組織に吸収され音波痛が出やすい。

小さい導子
長所：接地面が小さいため細かい部位に有効であり、筋・腱の硬結部分のみに確実に超音波のエネルギーを吸収させることができる。
短所：接地面が小さいため狭い範囲でしか照射ができない。

見解と治療ポイントの解説

弾発指（中指）

● 見解

　弾発指は腱が腱鞘を通る際に何らかの外力を繰り返し受け摩擦が起こり、腱が肥厚し球状になり、関節を動かす際に腱鞘を通り抜けようとすると引っかかり、バネが戻る時のように「ガクッ」となるのが弾発指だと考えられる。第3・4指の弾発指（ばね指）は指でカギ状に曲げて力を入れる作業の繰り返しなど、過労による原因が多く見られる。私は、前腕の屈筋群の緊張が指の腱の柔軟性を奪うことにより、腱と腱鞘の摩擦を発生させる一因と考えている。超音波は腱、腱鞘に対して吸収係数が高く新陳代謝を起こすことが出来ると考えられる。

　ここでは、腱、腱鞘（本丸）、外堀である前腕の屈筋群へのアプローチの方法を紹介する。

● FITテスト

- ・肢位　　　　　　　：座位または背臥位
- ・圧迫テスト　　　　：長掌筋・橈側手根屈筋圧迫テスト
- ・関節可動域テスト：指関節屈伸（グーパーテスト）、手関節背屈

● 照射肢位

肘関節軽度伸展位、前腕回外位、手関節背屈位、指関節伸展位。

● 照射ポイント

①浅・深指屈筋・橈側手根屈筋・長掌筋 起始部
②浅・深指屈筋腱・橈側手根屈筋腱・長掌筋腱
③手の屈筋支帯　　　　　④手掌腱膜
⑤腱鞘　　　　　　　　　⑥硬結部

● 照射方法

- ・垂直照射　　　・円照射　　　・削り照射

● 注意点

　浅・深指屈筋を意識して照射し、患部につながりうる筋（橈側手根屈筋など）を弛緩させた後に直接小さい導子で肥厚した腱を照射する。

　削る様な照射方法のため、愛護的に優しく行うこと、導子の金属面の外端で削るのではなく、超音波マッサージにより削るイメージが大切である。

● 運動療法

肘関節を伸展・手関節背屈・指関節過伸展運動をさせながら照射する。

● 応用症例

指関節の拘縮後療、手根管症候群など。

肘・手

弾発指（中指） FITテスト

● 長掌筋・橈側手根屈筋圧迫テスト

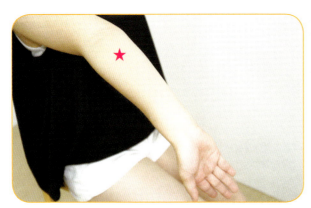

長掌筋・橈側手根屈筋圧迫ポイント
前腕を回外し、げんこつを握り手関節掌屈した際浮き出る腱をたどり前腕中央部。
長掌筋・橈側手根屈筋は指の第3、4指とつながっているため、弾発指に関与しているので圧迫する。

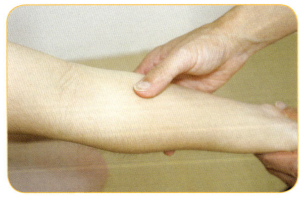

圧迫ポイントに母指腹を当てる。

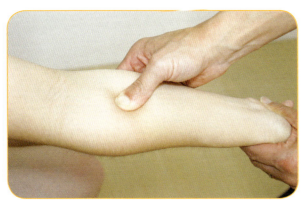

筋腹に対して垂直に圧迫する。

●関節可動域テスト

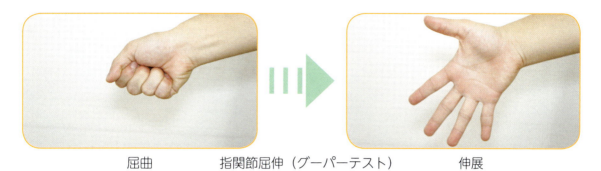

屈曲　　　指関節屈伸（グーパーテスト）　　伸展

指関節を屈伸して腱の引っ掛かり感を確認。

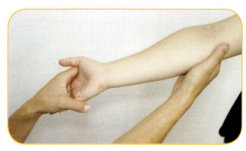

基本肢位

肘関節伸展位・前腕回外位・手関節中間位にて肘関節及び手掌を持ち固定。

手の背屈

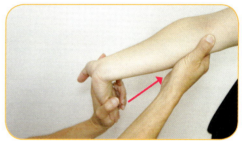

背屈

基本肢位より手関節完全背屈位を行いストレッチ。

弾発指（中指）

超音波照射ポイント

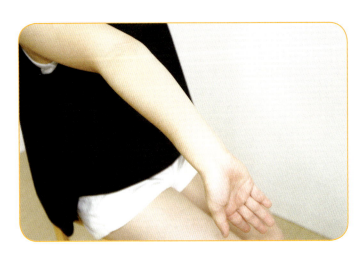

照射肢位

肘関節軽度伸展位、前腕回外位、手関節背屈位、指関節伸展位。

＜目的＞
前腕屈筋群及び腱を伸展するため。

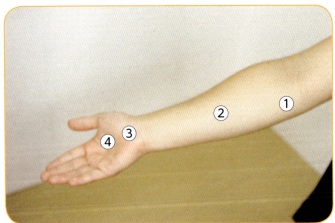

照射ポイント

①浅・深指屈筋・橈側手根屈筋 長掌筋 起始部
②浅・深指屈筋腱・橈側手根屈筋腱・長掌筋腱
③手の屈筋支帯
④手掌腱膜

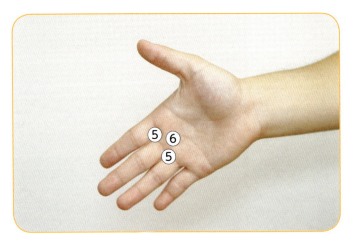

⑤腱鞘
⑥硬結部

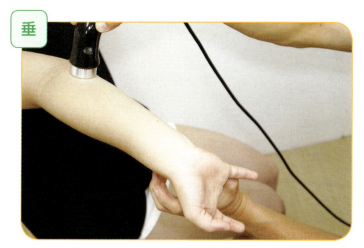

①浅・深指屈筋・橈側手根屈筋 長掌筋 起始部

　前腕内側部で上腕骨内側上顆やや下に導子の面をぴったりあて、筋の走行に対して垂直にゆっくり動かし照射する。

　中指と薬指2本を持って、肘関節伸展位、前腕回外位、手関節背屈位のストレッチを軽くかけながら照射する。

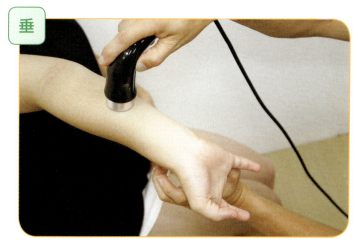

②浅・深指屈筋腱・橈側手根屈筋腱 長掌筋腱

　被検者に手関節軽度掌屈位でげんこつを握ってもらい、上腕骨内側上顆より中枢から末梢へ長掌筋・橈側手根屈筋を触診し最初の凹みの所に導子の面をあて、半円を描くように筋の走行に対して垂直にゆっくり動かし照射する。中指と薬指2本を持って肘関節伸展位、前腕回外位、手関節背屈位のストレッチを軽くかけながら照射する。

　骨が非常に近いので音波痛に注意！

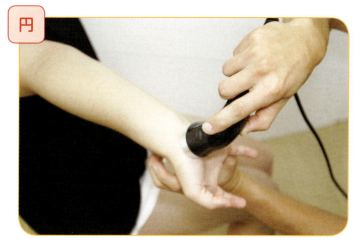

③手の屈筋支帯

　手の屈筋支帯は舟状骨・大菱形骨と豆状骨・三角骨の間をつなぐため、その手根骨の間に導子の面をあて、小さく円を描くようにゆっくり動かし照射する。中指と薬指2本を持って肘関節伸展位、前腕回外位、手関節背屈位のストレッチを軽くかけながら照射する。

　骨が非常に近いので音波痛に注意！

肘・手

弾発指（中指）　超音波照射ポイント

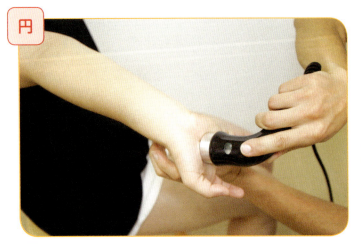

④**手掌腱膜**

手掌腱膜は長掌筋の腱とつながって手の平に存在するため手の平に導子をぴったりあて、小さく円を描くようにゆっくり動かし照射する。

中指と薬指2本を持って、肘関節伸展位、前腕回外位、手関節背屈位のストレッチを軽くかけながら照射する。

骨が非常に近いので音波痛に注意！

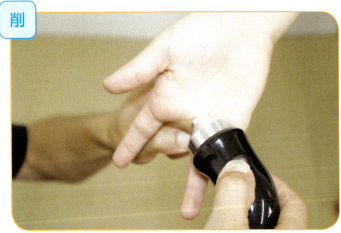

⑤**腱鞘**

腱鞘は腱の通るトンネルの様なものでそのドームの屋根を緩め、腱の通りをよくする目的で腱の硬結部の両側に導子の外端を立て、腱の走行に対して平行に削るようにゆっくり動かし照射する。導子の面と患部の隙間が空くのでゲルは多めに使用する。中指と薬指2本を持って伸展位にして照射する。

骨が非常に近いので音波痛に注意！

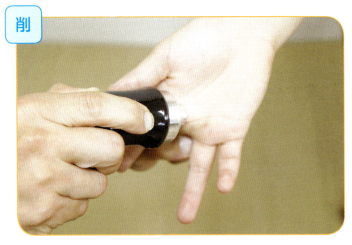

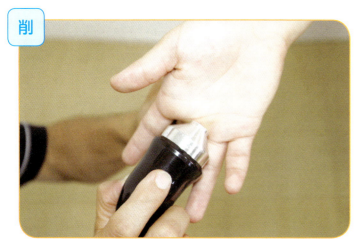

⑥硬結部

　照射する腱鞘の指を伸展し腱の硬結部分を浮き上がらせ、腱が円柱形をしているのをイメージしながら末梢から中枢へ、導子の外端で腱の走行に対して平行に削るようにゆっくり動かし照射する。導子の面と患部の隙間が空くのでゲルは多めに使用する。

　骨が非常に近いので音波痛に注意！

FITワンポイントアドバイス

腱を削るイメージとは？
（注意：愛護的に優しく行い、導子の面から照射される超音波マッサージにより削るイメージが大切）

具体的なイメージ

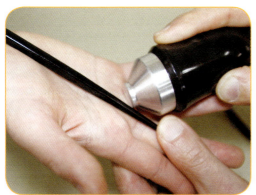

円柱形をイメージして削る。

より具体的なイメージ

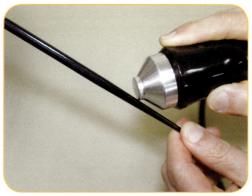

上記の写真のように細長い円柱形の棒を細く削るイメージ。

FIT解剖学ノート

筋の作用機序と構造

（起始：Origin　停止：Insertion　作用：Actionとする）

浅指屈筋

O ： 上腕骨内側上顆・尺骨粗面・橈骨近位前面。

I ： 第2指〜5指までの中節骨底掌側。

A ： PIP関節屈曲・MP関節屈曲・手関節の掌屈。

深指屈筋

O ： 尺骨内側面・前腕骨間膜。

I ： 第2指〜5指までの末節骨底掌側。

A ： DIP関節屈曲・PIP関節、MP関節屈曲・手関節の掌屈。

長掌筋

O ： 上腕骨内側上顆。

I ： 手掌腱膜。

A ： 手掌腱膜を緊張させ手関節掌屈。

橈側手根屈筋

O ： 上腕骨内側上顆。

I ： 示指・中指の中手骨底掌側。

A ： 手関節の掌屈・橈屈、肘関節の屈曲（補助）
前腕回外位の際は、回内作用。

見解と治療ポイントの解説

弾発指（母指）

● 見解

　母指を過酷に使う人に多く、母指でカギ状に力を入れることが多いと腱が腱鞘に擦れ拘縮を起こし発症するのではないかと考えられる。弾発指が発症すると母指が外転しにくくなるため、短母指外転筋・長母指屈筋が拘縮し、母指内転筋・母指対立筋もそれに伴い拘縮する。私は、この拘縮を弛緩させることが母指の弾発指の改善につながると考えている。また、超音波は腱、腱鞘に対して吸収係数が高く、新陳代謝を起こすことが出来ると考えられる。

　ここでは、腱・腱鞘（本丸）、外堀である母指球筋群へのアプローチの方法を紹介する。

● FITテスト

　・肢位　　　　　　　：座位または背臥位
　・圧迫テスト　　　　：腱硬結部圧迫テスト、母指球筋圧迫テスト。
　・関節可動域テスト：指関節屈伸（グー・パーテスト）、母指外転。

● 照射肢位

　手関節中間位または軽度背屈位、母指外転位。

● 照射ポイント

　①母指内転筋 起始部
　②長母指屈筋・短母指外転筋・母指対立筋 起始部
　③長母指屈筋・母指対立筋・短母指外転筋 停止部
　④長母指屈筋腱（腱鞘部）
　⑤長母指屈筋腱（硬結部）

● 照射方法

　・垂直照射
　・削り照射
　・ローテーション照射

● 注意点

　音波痛が出やすいので注意が必要。
　出力を低めでローテーション照射で早めに回す。
　削る様な照射方法のため、愛護的に優しく行うこと、導子の金属面の外端で削るのではなく、超音波マッサージにより削るイメージが大切である。

● 運動療法

　母指を外転、屈伸運動をさせながら照射する。

● 応用症例

　母指の捻挫、骨折の拘縮後療など。

肘・手

弾発指（母指）　FITテスト

● 硬結部圧迫テスト

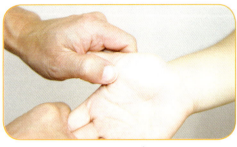

腱硬結部圧迫ポイント
腱の硬結部分。

腱硬結部の硬さを確認。
実際は患部のため、愛護的に圧迫する。

● 母指球筋圧迫テスト

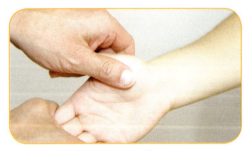

母指球筋圧迫ポイント
母指球筋中央部。

母指にて圧迫する。

FITワンポイントアドバイス

圧迫テストの基本は？

　全ての圧迫テストは、圧迫ポイントの面に対して垂直に圧迫するのが大切。指先の力で圧迫するのでなく身体全体の体重を利用して行うこと。また、実際には損傷部位及びそれに関連する組織に行うため痛みが生じる。愛護的にかつ被検者に確認をとりながら行うことが重要である。

●関節可動域テスト

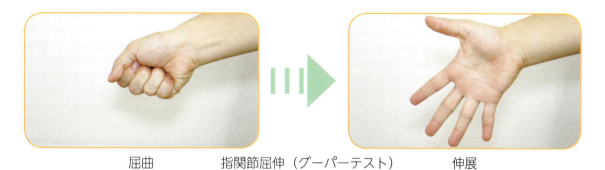

屈曲　　　　指関節屈伸（グーパーテスト）　　　伸展

指関節を屈伸して腱の引っ掛かり感を確認。

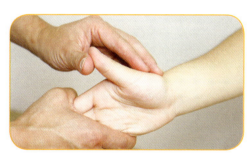 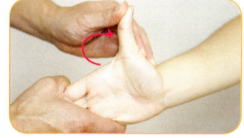

　　　基本肢位　　　　　　母指外転　　　　　　　外転

手掌を開き母指を軽く外転位で固定する。

基本肢位より母指を過度外転位にて母指球筋ストレッチ。

弾発指（母指）　超音波照射ポイント

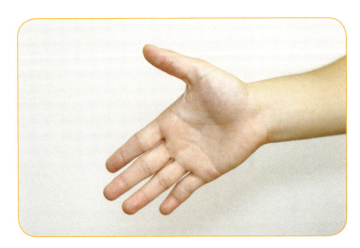

照射肢位

手関節中間位または軽度背屈位、母指外転位。

＜目的＞
母指の屈筋群及び腱を伸展するため。

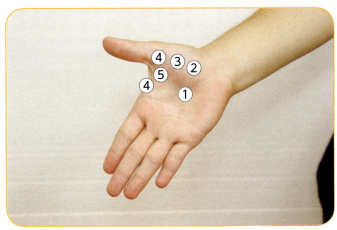

照射ポイント

① 母指内転筋 起始部
② 長母指屈筋・短母指外転筋
　 母指対立筋 起始部
③ 長母指屈筋・母指対立筋
　 短母指外転筋 停止部
④ 長母指屈筋腱（腱鞘部）
⑤ 長母指屈筋腱（硬結部）

FIT ワンポイントアドバイス

小さい導子の有効な動かし方は？

　導子の面の1.5倍以上動かさないことが、超音波エネルギーを最大限に活かせる方法である。小さい導子は、細かく、小さく、ゆっくり動かすことが大切。組織の硬結部分などに対して小さい導子を平行、垂直に動かすのは難しい。円で動かすというより、"8の字"に動かすことがあらゆる方向に照射でき有効である。

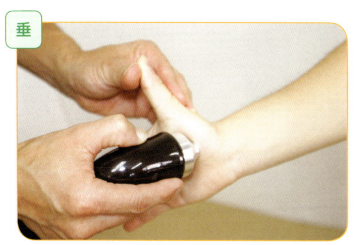

①母指内転筋 起始部

　中指及び示指中手骨の骨幹掌側面に沿って内側に向かって導子の外端を優しくあて、筋の走行に対して垂直にゆっくり動かし照射する。
　母指外転位のストレッチを軽くかけながら照射する。
　骨が非常に近いので音波痛に注意！

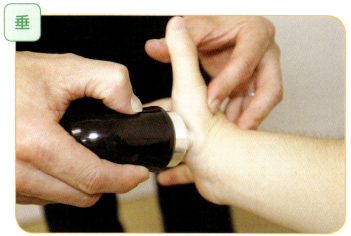

②長母指屈筋・短母指外転筋
　母指対立筋 起始部

　舟状骨掌側面の末梢下部に導子の外端を引っかけ、短母指外転筋の走行に対して垂直に舟状骨に沿って半円を描くようにゆっくり動かし照射する。母指外転位のストレッチを軽くかけながら照射する。導子の面と患部の隙間が空くのでゲルは多めに使用する。
　骨が非常に近いので音波痛に注意！

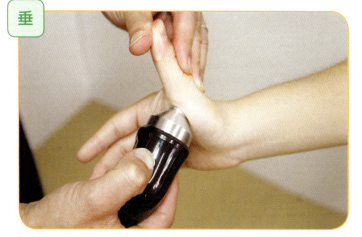

③長母指屈筋・母指対立筋
　短母指外転筋 停止部

　母指の中手骨骨頭を掌側部から触診しそのすぐ下に導子の面をぴったりあて、半円を描くように筋の走行に対して垂直にゆっくり動かし照射する。導子の面と患部の隙間が空くのでゲルは多めに使用する。
　骨が非常に近いので音波痛に注意！

弾発指（母指） 超音波照射ポイント

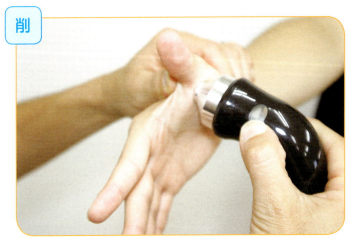

④長母指屈筋腱（腱鞘部）

腱鞘は腱の通るトンネルの様なものでそのドームの屋根を緩め、腱の通りをよくする目的で腱の硬結部の両側に導子の外端を立て、腱の走行に対して平行に削るようにゆっくり動かし照射する。導子の面と患部の隙間が空くのでゲルは多めに使用する。母指を外転位にて照射する。

骨が非常に近いので音波痛に注意！

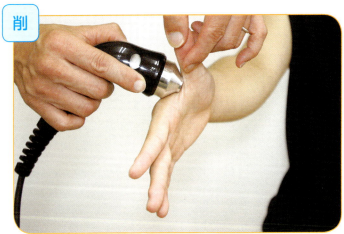

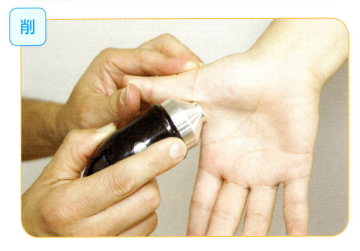

⑤長母指屈筋腱（硬結部）

母指を外転し腱の硬結部分を浮き上がらせ、腱が円柱形をしているのをイメージしながら下から上へ、導子の外端を立て腱の走行に対して平行に削るようにゆっくり動かし照射する。導子の面と患部の隙間が空くのでゲルは多めに使用する。

骨が非常に近いので音波痛に注意！

FIT解剖学ノート

筋の作用機序と構造

（起始：Origin　停止：Insertion　作用：Actionとする）

長母指屈筋

O ： 橈骨骨幹部の前面・前腕骨間膜。
I ： 母指の末節底掌側。
A ： 母指IP関節の屈曲・MP関節の屈曲・手関節の掌屈。

短母指屈筋

O ： 浅部：屈筋支帯。深部:大・小菱形骨、有頭骨。
I ： 母指の基節骨底および橈側のある種子骨。
A ： 母指MP関節屈曲。

母指対立筋

O ： 大菱形骨・屈筋支帯。
I ： 母指の中手骨の橈骨縁。
A ： 母指CM関節の対立運動。

短母指外転筋

O ： 舟状骨結節・大菱形骨・屈筋支帯の橈側前面。
I ： 母指の基節骨底および橈側にある種子骨。
A ： 母指CM関節外転位。

母指内転筋

O ： 斜頭：有頭骨、中指および示指中手骨底掌側。
　　　横頭：第3指中手骨の骨幹掌側面。
I ： 母指の基節骨底および尺側種子骨。
A ： 母指CM関節を内転。

肘・手

89

STEP UP 2

小さいボールを使用する運動療法での手関節の可動域改善方法

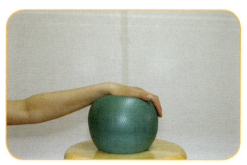

被検者はボールと対面して座り、手のひらをボールに乗せる。

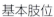
基本肢位

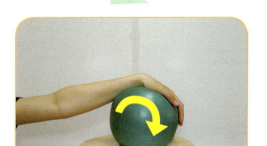
掌屈

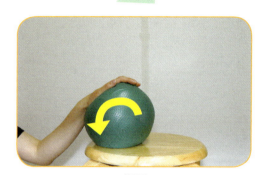
背屈

応用ポイント

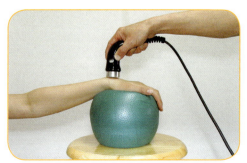

超音波を照射しながら行うとなお良い。

見解と治療ポイントの解説

指関節捻挫（突き指）後療

● 見解

　指関節捻挫（以後、突き指）は、関節の受傷部分は靭帯損傷、骨損傷など様々な症状が存在している。関節の損傷により皮下出血やリンパ液などで指全体が腫れ上がったり、また、指の皮膚を押さえている細かい靭帯の損傷でも指全体が腫れるのではないかと考えられる。この腫れを軽減させるだけでも関節可動域が広がると考えられる。

　ここでは、本丸（患部）ではなく、外堀となる損傷関節の前後の腫れと浮腫みを軽減するためのアプローチの方法を紹介する。

　なお、損傷部位は右手第2指中節部の関節捻挫とする。

● FITテスト

- ・肢位　　　　　　　：手関節・指関節自然肢位
- ・圧迫テストⅠ　　　：軟部組織圧迫（損傷関節の中枢側、ここでは基節骨骨幹部）
- ・圧迫テストⅡ　　　：軟部組織圧迫（損傷関節の末梢側、ここでは中節骨骨幹部）
- ・関節可動域テスト　：指関節屈伸・握力テスト

● 照射肢位

手関節・指関節自然肢位

● 照射ポイント

受傷関節部位の前後の腫れ浮腫みの場所。
①基節骨骨幹部
②中節骨骨幹部

● 照射方法

- ・削り照射

● 注意点

　骨が非常に近いので音波痛が出やすいので注意が必要。
　また、削る様な照射方法のため、愛護的に優しく行うこと、導子の金属面の外端で削るのではなく、超音波マッサージにより削るイメージが大切である。

● 運動療法

指関節を屈伸運動をさせながら照射する。

● 応用症例

指骨の骨折の拘縮後療、前腕・上腕の外傷による指部の拘縮後療など。

肘・手

91

指関節捻挫（突き指）

FITテスト

● 軟部組織圧迫テストⅠ

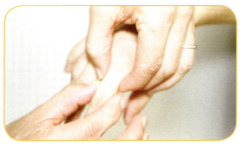 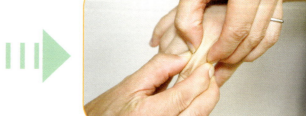

軟部組織圧迫ポイント
損傷関節の中枢部（ここでは基節骨骨幹部）。

母指と示指にて摘むように圧迫する。実際は損傷しているので愛護的に圧迫する。

● 軟部組織圧迫テストⅡ

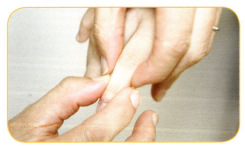

軟部組織圧迫ポイント
損傷関節の末梢部（ここでは中節骨骨幹部）。

母指と示指にて摘むように圧迫する。実際は損傷しているので愛護的に圧迫する。

FITワンポイントアドバイス

突き指の復帰期のテーピングは？

　怪我の施術は、急性期、回復期、復帰期に分けて考える。復帰期はプレーに少し参加することを目的とする。負傷している指はオーソドックスに負傷関節部をXサポートと縦サポートで固定する。そして、隣の指との関節と関節の間を固定する。これにより、指の屈伸がスムースに可動できるも隣の指と固定しているため再負傷しにくい。

● 関節可動域テスト

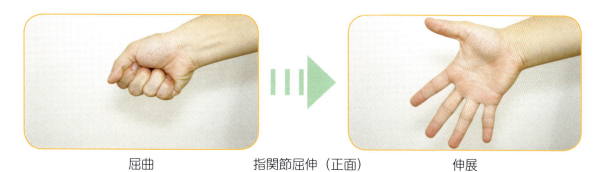

指関節を屈伸して関節の可動域を確認。

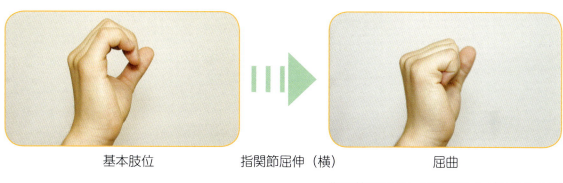

指関節を屈曲して関節の曲がり込みを視診する。

● 握力テスト

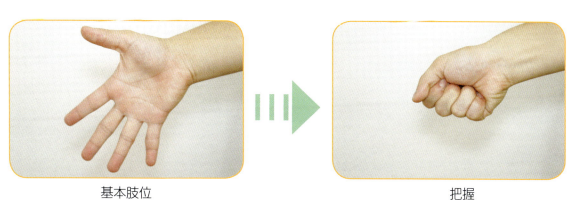

自然肢位にて手を開く。

基本肢位より拳を握り、力の入り具合いを確認する。

指関節捻挫（突き指）

超音波照射ポイント

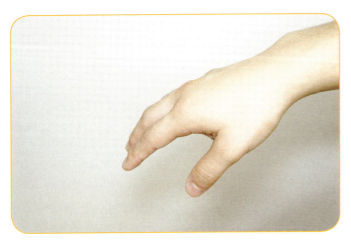

照射肢位

手関節・指関節自然肢位。

<目的>
関節面の患部に負担を掛けないため。

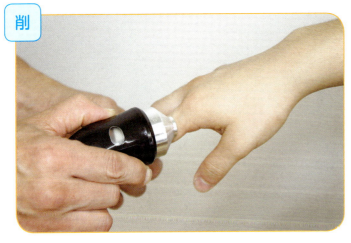

①基節骨骨幹部

　基節骨の末梢から中枢に向かって導子の外端を立て、腱の走行に対して平行に削るようにゆっくり動かし照射する。背側、掌側面を丁寧に照射すると有効。導子の面と患部の隙間が空くのでゲルは多めに使用する。
　骨が非常に近いので音波痛に要注意！

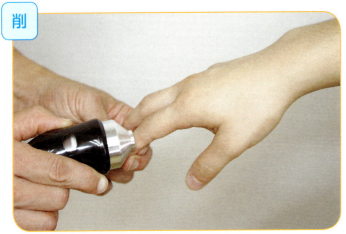

②中節骨骨幹部

　中節骨の末梢から中枢に向かって導子の外端を立て、腱の走行に対して平行に削るようにゆっくり動かし照射する。背側、掌側面を丁寧に照射すると有効。導子の面と患部の隙間が空くのでゲルは多めに使用する。
　骨が非常に近いので音波痛に要注意！

見解と治療ポイントの解説

筋筋膜性腰痛

● 見解

　筋筋膜性腰痛は椎間板ヘルニアの整形外科テストに陰性であり、X線・MRIの精査により異常がない腰痛のことである。

　しかし、椎間板ヘルニア・脊柱管狭窄症・脊椎分離症・椎間関節の炎症・仙腸関節異常などの腰痛症の慢性・急性を問わず脊柱起立筋の筋緊張があり、腰部に痛みを訴えることが多い。痛みを和らげるには腰の周りの筋肉を緩めることが大切である。脊柱起立筋群は強靭な胸腰筋膜の深部に存在している。そのため手技で強い刺激を与えると筋膜に炎症が出る可能性があり、症状を悪化させることがあると考えられる。超音波の温熱・音圧効果は硬くなっている筋、筋膜の伸展性を改善出来ると考えられる。

　ここでは、腰部周辺の筋肉へのアプローチの方法を紹介する。

● FITテスト

- ・肢位　　　　　　：腹臥位、背臥位
- ・圧迫テスト　　　：脊柱起立筋、腰方形筋。
- ・関節可動域テスト：体躯の左右回旋。

● 照射肢位

腹臥位
腰の痛みが強い時、腹臥位ができない時は側臥位。

● 照射ポイント

①腸腰肋筋 起始部
②腰方形筋 起始部
③脊柱起立筋（胸最長筋下部）・腰方形筋 停止部
④腰方形筋 停止部・胸最長筋 起始部
⑤脊柱起立筋（腰腸肋筋下部）停止部

● 照射方法

- ・垂直照射　　　・円照射　　　・ローテーション照射

● 注意点

横突起・棘突起・肋骨部分の照射は音波痛が出やすいので注意が必要。

● 運動療法

側臥位にて体躯の回旋運動をしてもらいながら照射する。

● 応用症例

体躯の可動域を広げるのに利用する。

腰・臀部

筋筋膜性腰痛　FITテスト

●脊柱起立筋圧迫テスト

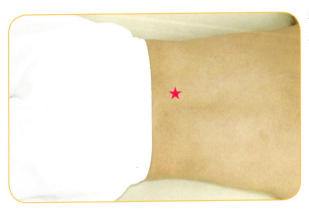

脊柱起立筋の圧迫ポイント
上部腰椎棘突起から三横指外側。

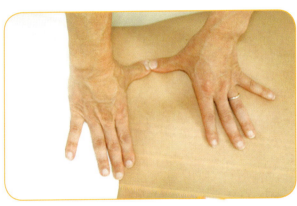

圧迫ポイントに母指を重ねる。

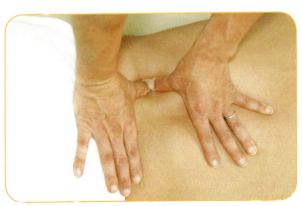

面に対して垂直に圧迫する。実際は損傷しているので愛護的に圧迫する。

●腰方形筋圧迫テスト

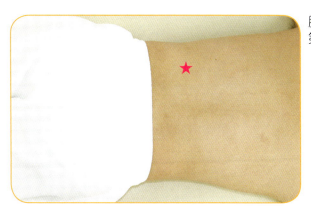

腰方形筋の圧迫ポイント
第12肋骨下縁に沿わせる。

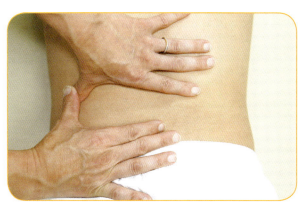

圧迫ポイントに母指を重ねる。

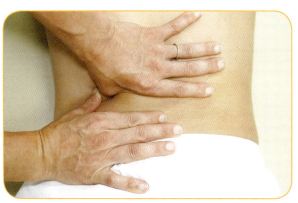

正中線に向けて真っすぐに垂直に圧迫する。
実際は損傷しているので愛護的に圧迫する。

筋筋膜性腰痛　FITテスト

● 関節可動域テスト

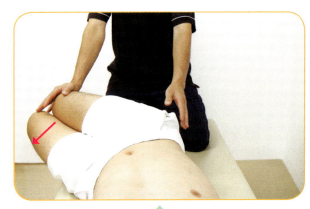

左回旋

基本肢位より右手で膝の外側を軽く押さえ、左手で臀部を軽く押さえ左回旋し、抵抗および腰部の浮き方を確認。

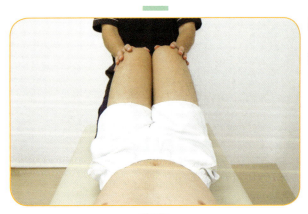

基本肢位

背臥位にて股関節及び膝関節軽度屈曲位にし、膝を立てる。

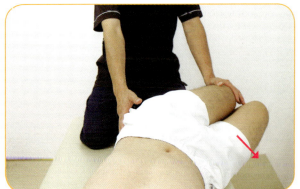

右回旋

基本肢位より左手で膝の外側を軽く押さえ、右手で臀部を軽く押さえ右回旋し、抵抗および腰部の浮き方を確認。

超音波照射ポイント

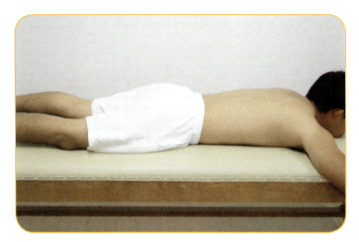

照射肢位

腹臥位にて自然肢位。

<目的>
緊張感をなくし起立筋群の起始部と停止部を近づけ弛緩させるため。
(症状がひどい時は側臥位)

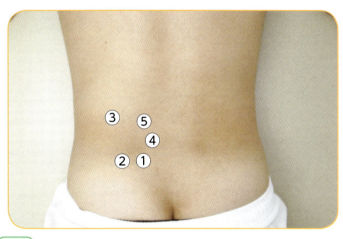

照射ポイント

①腰腸肋筋 起始部
②腰方形筋 起始部
③脊柱起立筋（胸最長筋下部）・腰方形筋 停止部
④腰方形筋 停止部・胸最長筋 起始部
⑤脊柱起立筋（腰腸肋筋下部）停止部

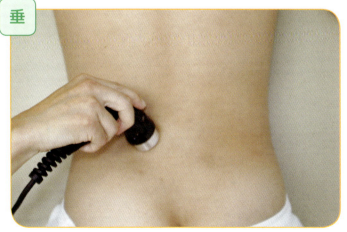

垂

①腰腸肋筋 起始部

　腸骨稜の一番高い所のやや内側に導子を立て、外端を優しく差し込み第4,5腰椎棘突起に導子の面を向け、筋の走行に対して垂直にゆっくり動かし照射する。導子の面と患部の隙間が空くのでゲルは多めに使用する。
　骨が非常に近いので音波痛に注意！

腰・臀部

筋筋膜性腰痛　超音波照射ポイント

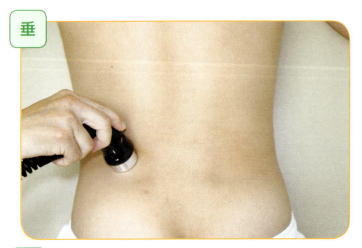

②腰方形筋 起始部

　導子を立てて腸骨稜に導子の面をあて、優しく外端を押し込むようにして腸骨稜に沿って筋の走行に対して垂直にゆっくり動かし照射する。導子の面と患部の隙間が空くのでゲルは多めに使用する。
　骨が非常に近いので音波痛に注意！

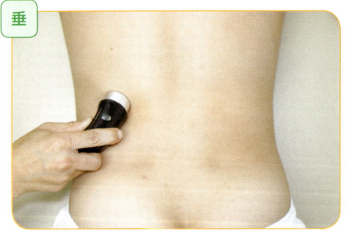

③脊柱起立筋（胸最長筋下部）
**　腰方形筋 停止部**

　第12肋骨下縁の斜め下に導子を立て、外端を優しく差し込み筋の走行に対して垂直にゆっくり動かし照射する。導子の面と患部の隙間が空くのでゲルは多めに使用する。
　骨が非常に近いので音波痛に注意！

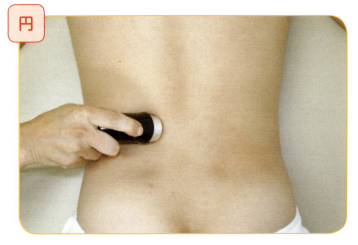

④腰方形筋 停止部
**　胸最長筋 起始部**

　導子を立てて腰椎の横突起に向かうように導子の面をあて、優しく外端を腹部の方へ押し込むようにし小さく円を描くようにゆっくり動かし照射する。導子の面と患部の隙間が空くのでゲルは多めに使用する。
　骨が非常に近いので音波痛に注意！

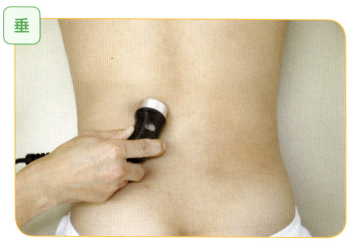

垂

⑤脊柱起立筋（腰腸肋筋下部）停止部

　肋骨角縁に斜め下に導子を立て、筋の走行に対して垂直にゆっくり動かし照射する。第11肋骨角、第10肋骨角に照射するのも有効。導子の面と患部の隙間が空くのでゲルは多めに使用する。
　骨が非常に近いので音波痛に注意！

FITワンポイントアドバイス

照射ポイントへの導子の外端を当てるタッチ感はどのくらい？

正しい導子の当て方

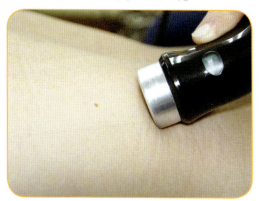

導子の外端を優しく乗せる。

間違った導子の当て方

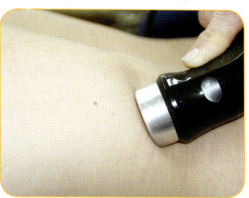

押し付けたり、押し込んではダメ。

FIT解剖学ノート

筋の作用機序と構造

（起始：Origin　停止：Insertion　作用：Actionとする）

腰腸肋筋

O ： 腸骨稜および仙骨後面・第12～3肋骨の肋骨角上縁。

I ： 第12～1肋骨角および第7～4頸椎の横突起の後結節。

A ： 両側が作用すると脊椎を反らせ肋骨を引き下げる。片側が作用すると同側に曲げる。

胸最長筋

O ： 腸骨稜・仙骨および腰椎の棘突起。

I ： 外側腱列：全腰椎の肋骨突起と第3～5以下の肋骨。

内側腱列：全腰椎の副突起と全胸椎の横突起。

A ： 両側が作用すると脊椎を反らせ肋骨を引き下げる。片側が作用すると同側に曲げる。

横突起筋（多裂筋・回旋筋）

O ： ①第4仙骨孔までの仙骨後面。　②上後腸骨棘。

③背側仙腸靭帯。　④全ての乳様突起および腰椎椎間関節包。

I ： 椎骨飛び越して棘突起。

A ： 両側性で脊柱伸展、片側で同側への側屈と対側への回旋。

腰方形筋

O ： 腸骨稜の後面。

I ： 第12肋骨の下縁・第12胸椎の横突起・第1～4腰椎肋骨突起。

A ： 胸郭が固定：骨盤の挙上。　骨盤の固定：体幹の側屈。

両側同時作用：体幹の伸展。

見解と治療ポイントの解説

腰痛（仙腸関節）

● 見解

　仙腸関節の機能不全による腰痛症は多くなっているのに伴い、仙腸関節への治療方法がいろいろ考えられている。

　しかし、靭帯で固定されているため、その治療は困難であり、特に機能不全を起こしている仙腸関節はますます、動きづらく、かつ無理なアプローチは症状を悪化させると言われている。

　私は、超音波の特徴である靭帯へのエネルギーの吸収の高さを利用し、仙腸関節を構成する靭帯へ照射し弛緩させることにより、仙腸関節へのアプローチがスムーズに行えると考えている。

　ここでは、仙腸関節を構成している靭帯へのアプローチの方法を紹介する。

● FITテスト

・肢位　　　　　　　：背臥位
・関節可動域テスト：パトリックテスト、股関節内旋屈曲、体躯の左右回旋。

● 照射肢位

側臥位にて膝関節軽度屈曲位・股関節軽度屈曲位。

● 照射ポイント

①腸腰靭帯
②後仙腸靭帯
③仙棘靭帯
④⑤⑥仙結節靭帯（上部・中部・下部）

● 照射方法

・平行照射
・円照射

● 注意点

骨が近く靭帯の照射になるため、音波痛が出やすいので注意が必要。

● 運動療法

膝関節を抱え込み股関節屈曲運動を繰り返ししてもらいながら照射する。

● 応用症例

筋筋膜性腰痛など。

腰・臀部

103

腰痛（仙腸関節） FITテスト

● 関節可動域テスト

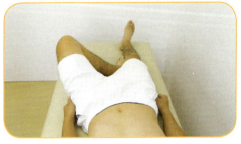 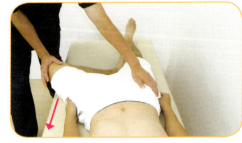

基本肢位　　　　　パトリックテスト　　　外転

膝関節屈曲・股関節屈曲外転位　　　　　基本肢位にて手で膝を押さえ、他方の手で上前腸骨棘を押さえ股関節を外転ストレッチ。

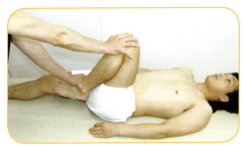 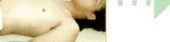 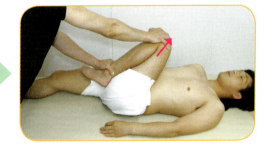

基本肢位　　　　　股関節屈曲内旋　　　　内旋屈曲

手で膝を押さえ、他方の手で足首を持ち膝関節屈曲位・股関節屈曲位に固定。　　基本肢位より股関節内旋位にてストレッチ。

FITワンポイントアドバイス

仙腸関節の可動域テストのポイントとは？

FITテストは健側と患側の比較を必ず行う。
パトリックテストにおいては外転する反対側の脚が浮き上がらないように行うこと。
股関節屈曲内旋のテストでは骨盤ができるだけ浮かないように行うこと。

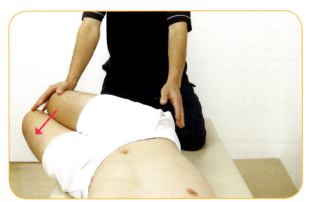

左回旋

基本肢位より右手で膝の外側を軽く押さえ、左手で臀部を軽く押さえ左回旋し、抵抗および腰部の浮き方を確認。

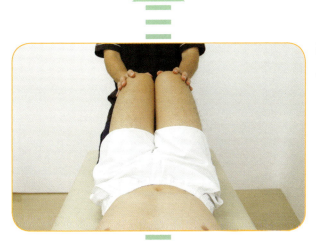

基本肢位

背臥位にて股関節及び膝関節軽度屈曲位にし、膝を立てる。

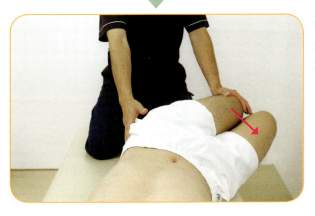

右回旋

基本肢位より左手で膝の外側を軽く押さえ、右手で臀部を軽く押さえ右回旋し、抵抗および腰部の浮き方を確認。

腰・臀部

腰痛（仙腸関節） 超音波照射ポイント

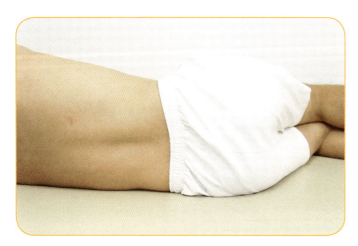

照射肢位

側臥位にて股関節軽度屈曲位・膝関節軽度屈曲位。

＜目的＞
仙腸関節を弛緩させるため。

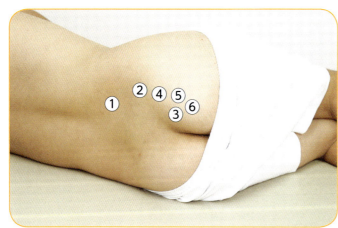

照射ポイント

①腸腰靭帯
②後仙腸靭帯
③仙棘靭帯
④仙結節靭帯（上部）
⑤仙結節靭帯（中部）
⑥仙結節靭帯（下部）

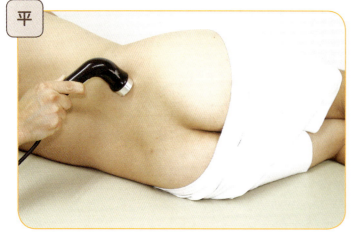

①腸腰靭帯

　第4・5腰椎の横突起（肋骨突起）と、腸骨稜内唇の後端部との間に斜めに導子の外端を優しく入れ、腸骨稜内唇に沿って半円を描くように靭帯の走行に対して平行にゆっくり動かし照射する。導子の面と患部の隙間が空くのでゲルは多めに使用する。
　骨が非常に近いので音波痛に注意！

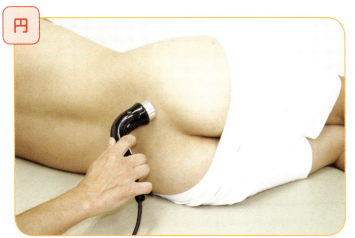

②後仙腸靭帯

　第2および第3仙骨孔と上後腸骨棘との間に斜めに導子の外端を立て、上後腸骨棘に沿ってゆっくり半円を描くように靭帯の走行に対して平行にゆっくり動かし照射する。導子の面と患部の隙間が空くのでゲルは多めに使用する。
　骨が非常に近いので音波痛に注意！

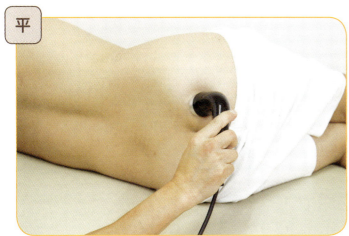

③仙棘靭帯

　仙骨・尾骨の外側縁に斜めに導子の外端を立て、ゆっくり円を描くように靭帯の走行に対して平行にゆっくり動かし照射する。導子の面と患部の隙間が空くのでゲルは多めに使用する。
　骨が非常に近いので音波痛に注意！

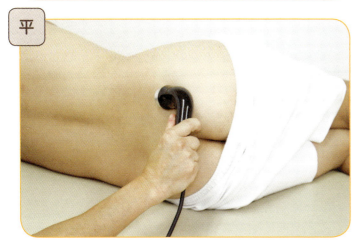

④仙結節靭帯（上部）

　上後腸骨棘下部に斜めに導子の外端を立て、上後腸骨棘に沿ってゆっくり半円を描くように靭帯の走行に対して平行にゆっくり動かし照射する。導子の面と患部の隙間が空くのでゲルは多めに使用する。
　骨が非常に近いので音波痛に注意！

腰・臀部

腰痛（仙腸関節） 超音波照射ポイント

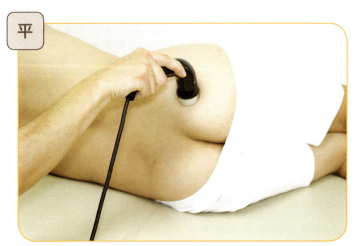

⑤仙結節靭帯（中部）

　上後腸骨棘のすぐ下（仙尾部方向）に導子の面をあて、仙骨外側縁に沿って尾骨に向かって靭帯の走行に対して平行にゆっくり動かし照射する。
　骨が非常に近いので音波痛に注意！

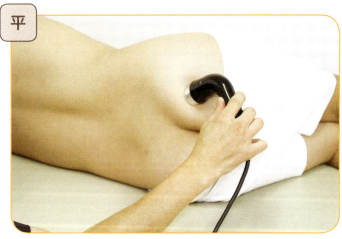

⑥仙結節靭帯（下部）

　仙骨・尾骨外側縁に導子の面をあて、坐骨結節に向かって靭帯の走行に対して平行にゆっくり動かし照射する。
　骨が非常に近いので音波痛に注意！

FIT解剖学ノート

筋の作用機序と構造

腸腰靭帯
第4・5腰椎の横突起（肋骨突起）と、その外方にある腸骨稜内唇の後端部との間に張る強い靭帯。

後仙腸靭帯
第2および第3腰椎棘突起へ向かう多裂筋の起始部。

仙棘靭帯
仙骨・尾骨の外側縁と坐骨棘の間に張る靭帯。

仙結節靭帯
仙骨・尾骨外側縁および上後腸骨棘の広い部位と坐骨結節との間に張る強力な靭帯。

見解と治療ポイントの解説

腰痛（梨状筋）

● 見解

　梨状筋は梨状筋症候群・坐骨神経系の痛み・椎間板系の痛み・筋筋膜性腰痛症など様々な症状に関与している。

　施術家は梨状筋を緩める事を試みますが、大・中・小臀筋の下の一番深い筋が梨状筋であり、手技での刺激ではなかなか到達できない。

　超音波の効果である深部加温及び、エネルギーの到達深度は梨状筋まで十分な作用を及ぼすことが出来ると考えられる。

　ここでは、梨状筋に対して有効なアプローチの方法を紹介する。

● FITテスト

- ・肢位　　　　　　　：　腹臥位、背臥位
- ・圧迫テスト　　　　：　梨状筋
- ・関節可動域テスト：　股関節内旋屈曲、股関節屈曲、体躯の左右回旋。

● 照射肢位

腹臥位または側臥位

● 照射ポイント

①梨状筋起始部（仙骨の前面上方の3つの前仙骨孔及びその傍部に照射）
①梨状筋（大坐骨孔）起始部
②梨状筋停止部

● 照射方法

- ・垂直照射
- ・円照射

● 注意点

起始部は深く停止部は浅いため、超音波の出力に注意する。
大坐骨孔への照射が重要なため、しっかりと導子でえぐるように照射する。
停止部は大転子尖端の後縁のため、球状であるイメージを持つ。

● 運動療法

腹臥位にて膝関節90°屈曲位で股関節内外旋運動をさせながら照射する。
側臥位にて膝関節を抱え込み股関節屈曲運動を繰り返ししてもらいながら照射する。

● 応用症例

股関節拘縮、変形性股関節症の可動域改善、仙腸関節の可動域改善など。

腰・臀部

腰痛（梨状筋） FITテスト

●梨状筋圧迫テスト

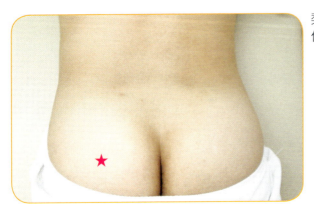

梨状筋の圧迫ポイント
仙骨・尾骨外側縁外側。

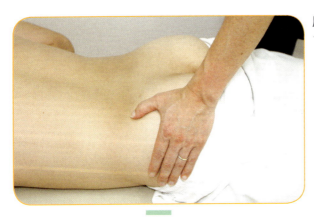

圧迫ポイントを手掌母指球筋にて梨状筋を覆うように圧迫。

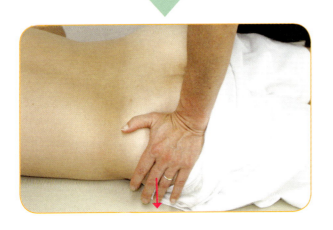

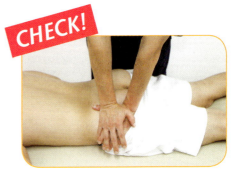

術者は両手を重ねて体重をかけて圧迫すると理解しやすい。

● 関節可動域テスト

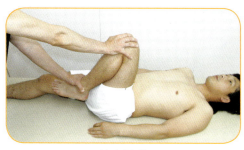

基本肢位

手で膝を押さえ、他方の手で足首を持ち膝関節屈曲位・股関節屈曲位に固定。

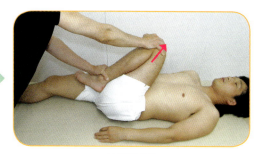

内旋屈曲

基本肢位より股関節内旋屈曲位にてストレッチ。

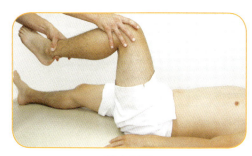

基本肢位

手で膝を押さえ、他方の手で足首を持ち膝関節屈曲位・股関節屈曲位に固定。

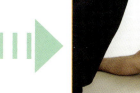

屈曲

基本肢位より股関節屈曲位にてストレッチ。

FITワンポイントアドバイス

梨状筋の可動域テストのポイントとは？

FITテストは健側と患側の比較を必ず行う。
股関節屈曲内旋及び股関節屈曲テストにおいてしっかりと臀部を持ち上げることが重要である。

腰・臀部

腰痛（梨状筋） FITテスト

● 関節可動域テスト

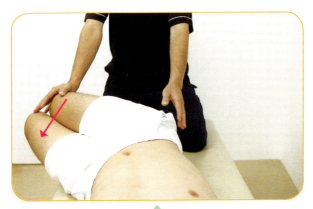

左回旋

基本肢位より右手で膝の外側を軽く押さえ、左手で臀部を軽く押さえ左回旋し、抵抗および腰部の浮き方を確認。

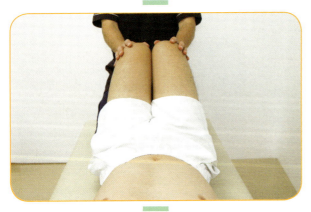

基本肢位

背臥位にて股関節及び膝関節軽度屈曲位にし、膝を立てる。

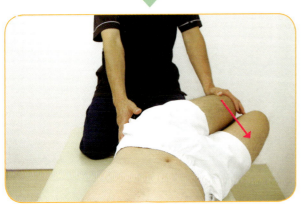

右回旋

基本肢位より左手で膝の外側を軽く押さえ、右手で臀部を軽く押さえ右回旋し、抵抗および腰部の浮き方を確認。

超音波照射ポイント

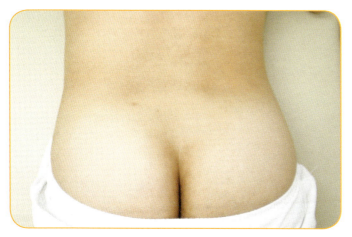

照射肢位

腹臥位にて自然肢位。

<目的>
緊張感を緩め殿筋群を弛緩させるため。

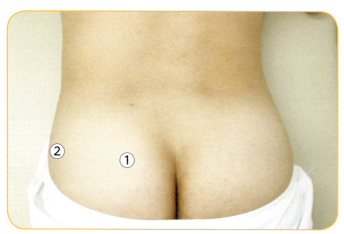

照射ポイント

①梨状筋（大坐骨孔）起始部
②梨状筋 停止部

FITワンポイントアドバイス

大坐骨孔の触診は？

　腹臥位または、側臥位にて始めに上後腸骨棘を触診し、仙骨に沿って尾骨に向かって触診を継続し最初の窪みの所である。その窪みに指をあて膝関節軽度屈曲位にて股関節の外旋運動を反復させ、梨状筋の収縮が起こし大坐骨孔の確認をする。

腰痛（梨状筋） 超音波照射ポイント

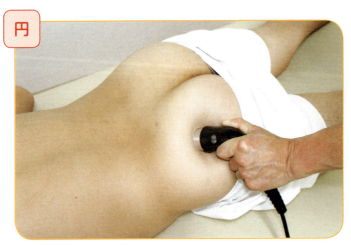

①梨状筋（大坐骨孔）起始部
パターン1

梨状筋の起始部は仙骨前面にあるため、超音波を照射するには大坐骨孔からの照射が唯一の方法で、超音波の直線性と透過性が生かされ梨状筋の起始部へ到達が可能だと考えられる。

パターン1の様に大坐骨孔に導子の面を少し強めにあて、仙骨の前面へ超音波の波が抜けるイメージで導子の外端を立て、小さく円を描くようにゆっくり動かし照射する。

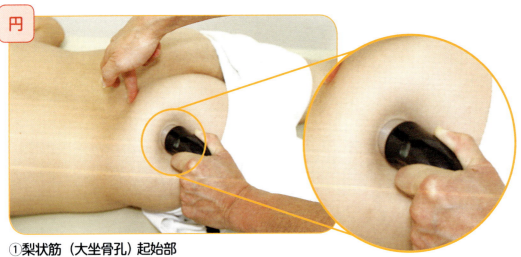

①梨状筋（大坐骨孔）起始部
パターン2

導子の向かう方向が定まらない場合は、パターン2の様に導子の他方の手の指で第一仙骨孔を触診しその指先に導子の面を向けるようにして照射する。

超音波の出力は深部筋なので工夫する。

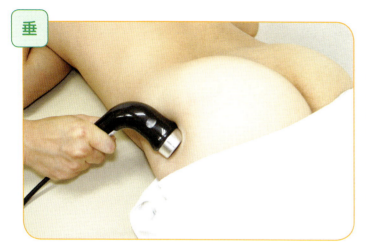

垂

②梨状筋 停止部

　大転子を触診し大転子の尖端の後縁の上に導子の外端をあて、導子を横倒しにして側面を臀部に少し強めに押し込み導子の面を大転子の尖端の後縁にあて、半円を描く様に筋の走行に対して垂直にゆっくり動かし照射する。

　骨が非常に近いので音波痛に注意！

腰・臀部

FITワンポイントアドバイス

梨状筋に対して導子を押し込むのは？

　FIT療法では優しいタッチで導子をあてることが大切であるが梨状筋においては別である。なぜなら、臀部は脂肪層が厚くまた、梨状筋は大殿筋・中殿筋・小殿筋を超えた深部に存在する。そのため、触診および手技も難しい。当然、表面の筋肉に超音波エネルギーが吸収されやすい。超音波導子と梨状筋を近づけることでしっかりと照射することが可能である。

FIT解剖学ノート

筋の作用機序と構造

（起始：Origin　停止：Insertion　作用：Actionとする）

梨状筋
O ： 仙骨前面。
I ： 大転子の尖端の後縁。
A ： 股関節の外旋・外転。

大坐骨孔
骨盤にある2つの穴で大きい方の穴。
梨状筋が大坐骨孔を通過するところでは、梨状筋上孔と梨状筋下孔が形成される。

FITワンポイントアドバイス

坐骨神経痛系の痛みに対して梨状筋以外にポイントがある？

　深層外旋六筋へのアプローチも大変有効だと考えられる。深層外旋六筋とは、梨状筋・大腿方形筋・内閉鎖筋・上双子筋・下双子筋・外閉鎖筋である。ここで、梨状筋は上記で説明があるのでそれ以外の筋肉の起始、停止を紹介する。

大腿方形筋
　　　起始部：坐骨結節の外側縁。　停止部：大腿骨の転子間稜。
内閉鎖筋
　　　起始部：閉鎖膜と閉鎖孔外周の内側面。　停止部：大腿骨の転子窩。
上双子筋
　　　起始部：坐骨棘。　停止部：内閉鎖筋の停止健と合して大腿骨の転子窩。
下双子筋
　　　起始部：坐骨結節。　停止部：内閉鎖筋の停止健と合して大腿骨の転子窩。
外閉鎖筋
　　　起始部：閉鎖膜と閉鎖孔外周の外側面。　停止部：大腿骨の転子窩。

見解と治療ポイントの解説

ハムストリングス肉離れ

● 見解

ハムストリングスの肉離れは再発する場合が非常に多い。

ハムストリングスの内側（半腱・半膜様筋）・腓腹筋の内側は走る際、特にストップ・ダッシュの際に使うアクセル筋のため負担がかかるので再発すると考えられる。特にスポーツ復帰の際、浅部のみが回復しており、深部が回復してない状態で競技に復帰させたりリハビリを強化するために再発すると推察される。肉離れは浅部筋への照射はもちろんですが、深部筋へのアプローチが大切だと考えられる。

ここでは、ハムストリングス全体（外堀）を弛緩させる方法と、患部（本丸）の深部と浅部を改善する方法を紹介する。なお、損傷部位は、内側ハムストリングスとする。

● FIT テスト

- ・肢位　　　　　　　：腹臥位、背臥位
- ・圧迫テスト　　　　：ハムストリングス圧迫テスト
- ・関節可動域テスト：SLR（股関節伸展位）、股関節外転、股関節中間位外転。

● 照射肢位

腹臥位にて膝関節約90°または膝関節軽度屈曲位。（外堀）
背臥位にて足を椅子などの台にのせ、股関節90°、膝関節90°。（本丸）

● 照射ポイント

①半腱様筋・半膜様筋腱　　　②半腱様筋・半膜様筋 起始部　　　③大腿二頭筋腱
④大腿二頭筋長頭 起始部　　　⑤大腿二頭筋短頭 起始部

● 照射方法

- ・垂直照射　　　・挟み込み照射　　　・円照射

● 注意点

ハムストリングスが後方にしっかりでて弛緩していることを確認し、硬結部分の触診をしっかりすることが大切。深部筋について硬結部分をしっかり他方の手で押さえ、導子で挟み込むように超音波を真っすぐ照射する。患部は球状に硬結をしているため、半円を描くように照射する。

浅部筋について硬結部分を逃がさないように他方の手でしっかりと押さえ導子でえぐるように外側に向けて硬結部分へ半円を描くように照射する。

★常に骨に超音波が向かないように超音波を照射することを心掛けながら超音波を照射することで、音波痛を減らすことができる。
★この様に音波痛をおこさせず硬結を除去する目的の場合は同様で効果が出やすい。

● 運動療法

股関節・膝関節屈曲伸展運動をさせながら照射する。

● 応用症例

大腿直筋の拘縮など。

大腿部・膝

117

ハムストリングス肉離れ　FITテスト

● ハムストリングス圧迫テスト

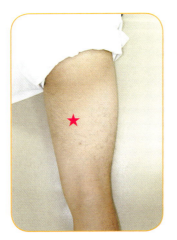

ハムストリングス圧迫ポイント
大腿後面にある屈筋群で大腿二頭筋、半腱様筋、半膜様筋の患部となる。

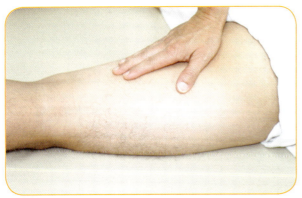

患部を中心に手のひらを覆いかぶせるようにする。

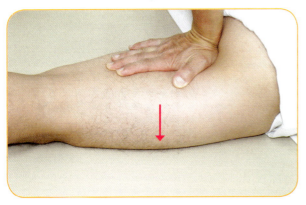

手のひらに優しく体重を乗せて圧迫する。実際は損傷しているので愛護的に行うこと。

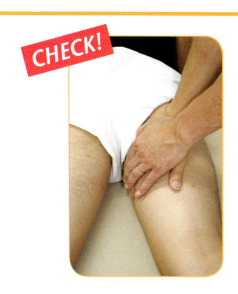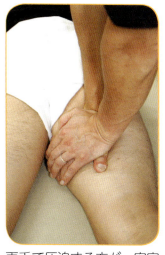

両手で圧迫する方が、安定感があり、テストしやすい。

● 関節可動域テスト

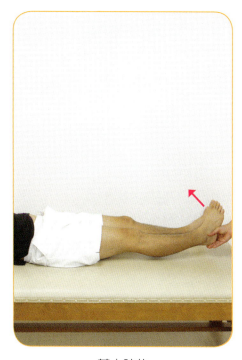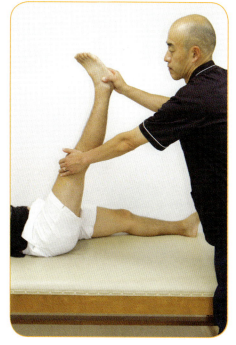

SLR

基本肢位

屈曲

背臥位とし踵部を把持し股関節軽度屈曲位にて固定。

基本肢位から膝関節を軽く押さえ伸展し、股関節を屈曲して痛みの出る角度を確認。

大腿部・膝

ハムストリングス肉離れ　FITテスト

●関節可動域テスト

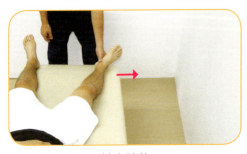
基本肢位

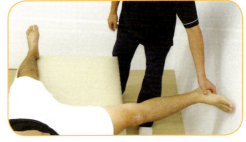
股関節外転　外転

背臥位とし足部を把持し膝関節伸展位・股関節外旋位・軽度外転位にて固定。

基本肢位より股関節を外転して痛みの出る角度を確認。

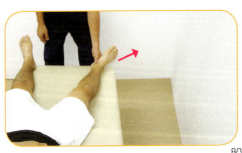
基本肢位

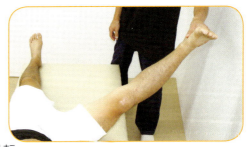
股関節中間位外転　外転

背臥位とし足部を把持し膝関節伸展位・股関節外旋位・軽度外転位にて固定。

基本肢位より股関節を外転約45°屈曲位にして痛みの出る角度を確認。

超音波照射ポイント

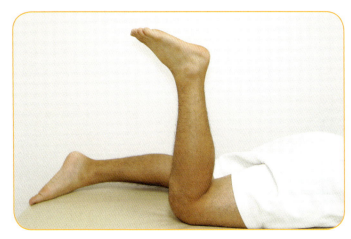

照射肢位

腹臥位にて膝関節約90°または膝関節軽度屈曲位。

<目的>
ハムストリングスの起始部と停止部を近づけ弛緩させるため。

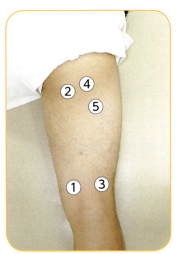

照射ポイント

①半腱様筋・半膜様筋腱
②半腱様筋・半膜様筋 起始部
③大腿二頭筋腱
④大腿二頭筋長頭 起始部
⑤大腿二頭筋短頭 起始部

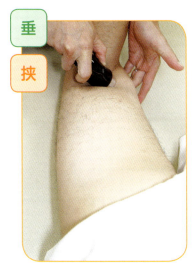

垂
挟

①半腱様筋・半膜様筋腱

　膝関節90°屈曲位にて浮き出てくる腱の内側に導子の面をぴったりあてる。
他方の手の四指のはらで下から上にしっかり持ち上げ、導子の面をその四指のはらに向け筋の走行に対して垂直にゆっくり動かし照射する。四指に音波痛を感じたら出力を調整する。

大腿部・膝

ハムストリングス肉離れ　超音波照射ポイント

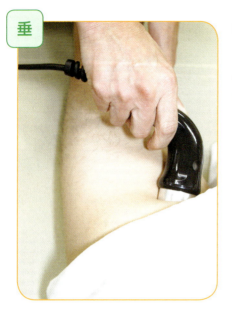

②半腱様筋・半膜様筋 起始部

　導子を大腿内側上部にあて、導子の面を坐骨結節内側に向け筋の走行に対して垂直にゆっくり動かし照射する。

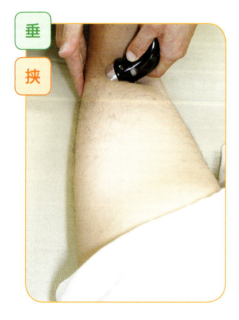

③大腿二頭筋腱

　膝関節90°屈曲位にて浮き出てくる外側の腱の内側から導子の面をぴったりあて、膝窩に軽く導子の外端を押し込む。他方の手の四指のはらでその腱下から上にしっかり持ち上げ導子の面を他方の手の四指に向け筋の走行に対して垂直にゆっくり動かし照射する。
　骨が非常に近いので音波痛に注意！他方の手に音波痛を感じたら出力を調整する。

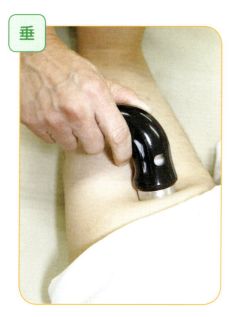

④大腿二頭筋長頭 起始部

　導子の面を坐骨結節に向け、筋の走行に対して垂直にゆっくり動かし照射する。

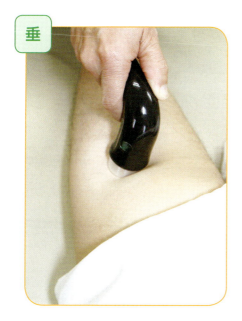

⑤大腿二頭筋短頭 起始部

　大転子と坐骨結節との間のやや末梢部へ導子の面をぴったりあて、筋の走行に対して垂直にゆっくり動かし照射する。

ハムストリングス肉離れ　超音波照射ポイント

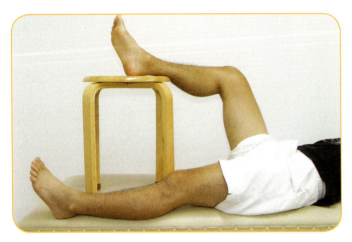

照射肢位（深部筋）

背臥位にて股関節90°膝関節90°にして足を椅子などの台に乗せる。

＜目的＞
ハムストリングスの起始部と停止部を近づけ、筋腹をできるだけ後方に出すようにするため。

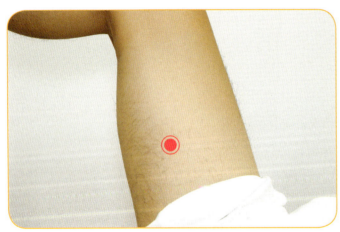

照射ポイント

　圧痛点または、硬結部を触診し、その深部を照射ポイントとする。

FIT ワンポイントアドバイス

筋挫傷、打撲において触診のポイントは？

　私たち施術家は触診において小さな損傷も見逃さないように繊細に優しく触れるようにと指導を受けてきた。しかし、筋肉挫傷、打撲の損傷場所は的確に触診できるが回復期における深部での損傷レベルを見過ごしがちである。今までのように損傷場所を触診しその場所を深く優しくわしづかみして触診することが大切。深部に硬結部があれば、照射ポイントとして重要になる。

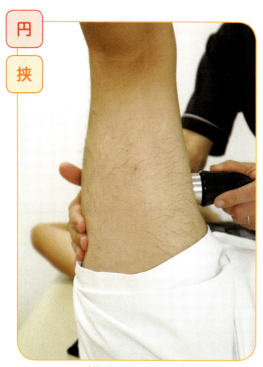

照射方法

　超音波エネルギーの直進性と透過性を利用して深部筋へアプローチする。患部の硬結部の深部にハムストリングスの横から導子の面をぴったりあて、他方の手でしっかり筋腹を後方に持ち上げ、導子の面を他方の手の平の方向に向け小さく円を描くようにゆっくり動かし照射する。

　大腿骨に導子の面が向かわないように注意する。

　他方の手に音波痛を感じたら出力を調整する。
（硬結部の深部も損傷しているイメージをしっかり描くことが大切。）

（後方からの写真）

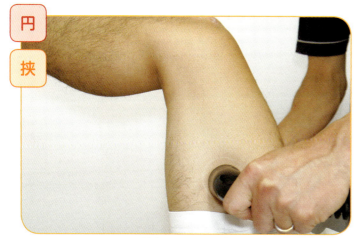

（横からの写真）

ハムストリングス肉離れ　超音波照射ポイント

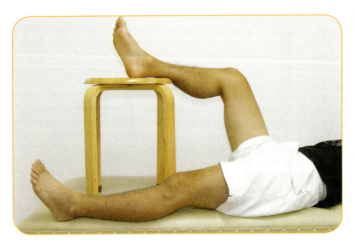

照射肢位（浅部筋）

背臥位にて股関節90°膝関節90°にして足を椅子などの台に乗せる。

＜目的＞
ハムストリングスの起始部と停止部を近づけ、筋腹をできるだけ後方に出すようにするため。

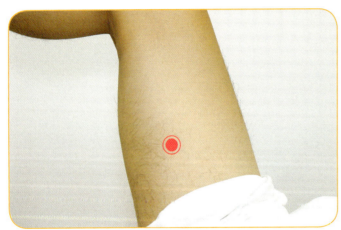

照射ポイント

　圧痛点または、硬結部を触診しやや深部を照射ポイントとする。（照射の際、挟み込み照射を使うため。）

FITワンポイントアドバイス

外堀を埋めることの大切さ？

　打撲、挫傷、腱損傷において損傷場所が慢性化してくると周囲の筋、関節、靭帯（外堀）が硬くなり痛みを伴う、そのために患部（本丸）があやふやになってくるケースがある。
　外堀をしっかり埋めることが、患部（本丸）をしっかり再確認することができ患部自身へのアプローチも的確に施すことができる。

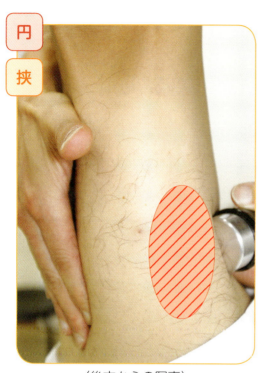

照射方法

　超音波エネルギーの直進性と透過性を利用して浅部筋へアプローチする。浅部の硬結部の深部にハムストリングスの横から導子の面をぴったりあてる。他方の手でしっかり硬結部を四指のはらで持ち上げ、ぴったりあてた導子の面を使ってハムストリングスをえぐるように指に向かって小さく円を描きゆっくり動かし照射する。他方の手に音波痛を感じたら出力を調整する。
（いかに、他方の手と導子の面で硬結部を挟み込み逃がさないようにするかが大切。）

 は、患部の硬結部とする。

（後方からの写真）

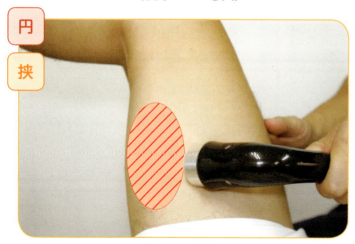

（横からの写真）

大腿部・膝

FIT解剖学ノート

筋の作用機序と構造

（起始：Origin　停止：Insertion　作用：Actionとする）

大腿二頭筋　長頭

O ： 坐骨結節。
I ： 腓骨頭。
A ： 股関節伸展ならびに膝関節屈曲。
　　　下肢を固定された場合骨盤後傾。

大腿二頭筋　短頭

O ： 大腿骨粗線外側唇。外側大腿筋間中隔。
I ： 長頭腱を介し腓骨頭。
A ： 膝関節屈曲。
　　　長頭とともに下腿を外旋。

半腱様筋

O ： 坐骨結節。
I ： 脛骨粗面の内側。
A ： 股関節伸展、膝関節屈曲、下腿内旋。
　　　下肢を固定された場合骨盤後傾。

半膜様筋

O ： 坐骨結節。
I ： 脛骨内側顆内側部から後部・斜膝窩靭帯・膝窩筋筋膜・膝後方関節包・後斜靭帯・内側
　　　半月板。
A ： 股関節伸展、膝関節屈曲、下腿内旋。
　　　下肢を固定された場合骨盤後傾。（半腱様筋の方が強力）

128

見解と治療ポイントの解説

鵞足炎

● 見解

　鵞足炎はランニングをしている人に多く見られ、膝の内側部が全体的に痛みがでるとの訴えで来院される人が多く、特に徐々に痛くなったとの訴えがある。

　鵞足炎は縫工筋・薄筋・半腱様筋滑液包炎と言われておりランナーズニーの一つで、走るスポーツ（特に陸上競技）に多くみられる。最近は偏平足の人達が増えているため、膝が内に入りつま先が外に向く（knee-in toe-out）ことが原因の一つになっているのではないかと考えられる。

　超音波の温熱・音圧効果により滑液包の温度上昇による活性化が起こり痛みを軽減できると考えられる。

　ここでは、鵞足部の滑液包（本丸）及び、外堀である縫工筋・薄筋・半腱様筋へのアプローチの方法を紹介する。

● FIT テスト

・肢位　　　　　　　：腹臥位、背臥位
・圧迫テスト　　　　：薄筋・半腱様筋圧迫テスト
・関節可動域テスト：SLR、股関節外旋。

● 照射肢位

腹臥位にて膝関節90°屈曲位または膝関節伸展位
背臥位にて脚自然肢位

● 照射ポイント

①鵞足部滑液包
②半腱様筋・薄筋 起始部
③縫工筋 起始部

● 照射方法

・垂直照射
・挟み込み照射

● 注意点

　内側から鵞足を摘みだすかのように導子と他方の手でしっかり持ち上げ、導子でえぐるように照射する。

　骨が近いため、音波痛がでないように後ろから照射する。

● 運動療法

側臥位にて膝関節屈伸運動をさせながら照射する。

● 応用症例

膝関節拘縮後療・変形性膝関節症など。

大腿部・膝

129

鵞足炎 / FITテスト

● 薄筋・半腱様筋圧迫テスト

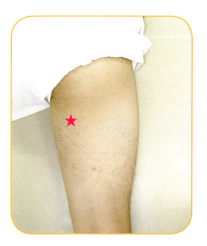

薄筋・半腱様筋圧迫ポイント
坐骨結節から末梢に下がった内側部。

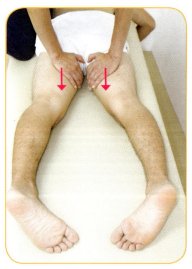 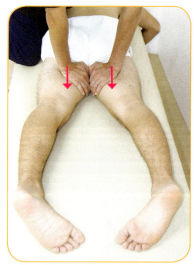

体重をかけて圧迫すると分かりやすい。

FITワンポイントアドバイス

なぜ、大腿部の内側を圧迫するのか？

鵞足を構成する3つの腱（縫工筋・薄筋・半腱様筋）であり、鵞足が炎症していると、3つの筋は硬くなっている。そのため、圧迫テストを行い確認する。

● 関節可動域テスト

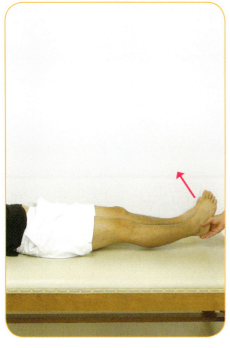

基本肢位

背臥位とし踵部を把持し股関節軽度屈曲位にて固定。

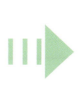

SLR

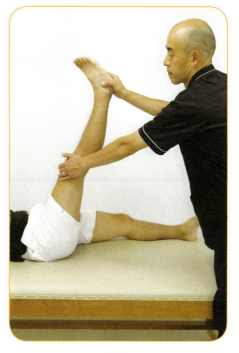

屈曲

基本肢位から膝関節を軽く押さえ伸展し股関節を屈曲して痛みの出る角度を確認。

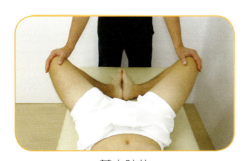

基本肢位

背臥位とし両脚を膝関節屈曲・股関節軽度外旋位にて固定。

股関節外旋

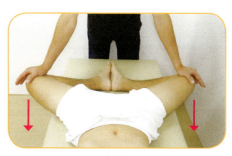

外旋

基本肢位から股関節を外旋してストレッチを行い患側と健側の角度を確認。

大腿部・膝

131

鵞足炎 超音波照射ポイント

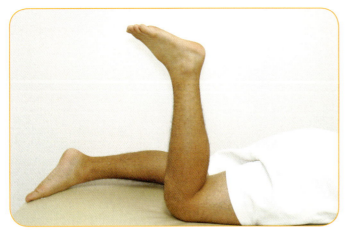

照射肢位

腹臥位 膝関節90°屈曲位または膝関節伸展位。

＜目的＞
膝窩からの超音波の照射とハムストリングス筋群を伸展するため。

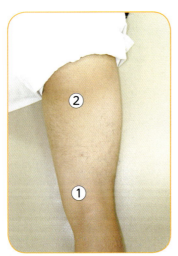

照射ポイント

① 鵞足部 滑液包
② 半腱様筋・薄筋 起始部

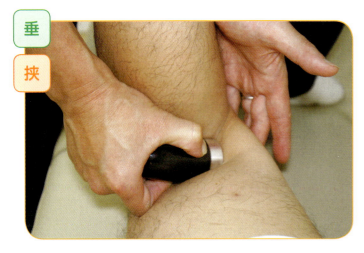

垂 挟

①鵞足部 滑液包

　超音波エネルギーの直進性と透過性を利用して鵞足部へアプローチする。膝関節90°屈曲位にて浮き出てくる腱の内側に導子の面をぴったりあてる。
　他方の手の四指のはらで下から上にしっかり持ち上げ、導子の面を鵞足部に向け筋の走行に対して垂直にゆっくり動かし照射する。骨が非常に近いので音波痛に注意！
　四指に音波痛を感じたら出力を調整する。

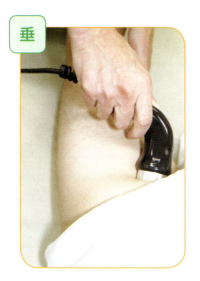

②半腱様筋・薄筋 起始部

　導子を大腿内側上部にあて、導子の面を坐骨結節内側に向け筋の走行に対して垂直にゆっくり動かし照射する。

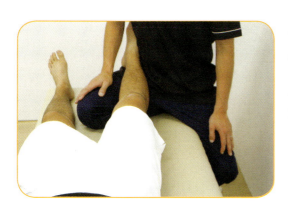

照射肢位

背臥位にて脚自然肢位。

＜目的＞
大腿前面部の筋肉を弛緩させるため。

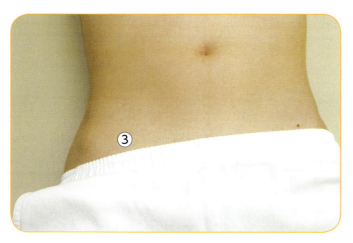

照射ポイント

③縫工筋 起始部

大腿部・膝

133

鵞足炎　超音波照射ポイント

垂

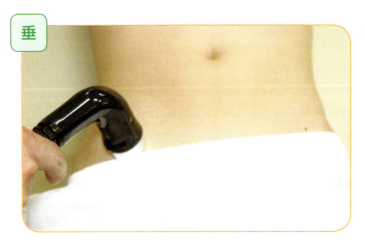

③縫工筋 起始部

　上前腸骨棘下部に導子の面をあて、筋の走行に対して垂直にゆっくり動かし照射する。
　骨が非常に近いので音波痛に注意！

FIT解剖学ノート

筋の作用機序と構造

（起始：Origin　停止：Insertion　作用：Actionとする）

鵞足部滑液包
鵞足と脛骨の間に存在する。

半腱様筋
- O ： 坐骨結節。
- I ： 脛骨粗面の内側。
- A ： 股関節の伸展・膝関節屈曲・下腿の内旋。
　　　下腿を固定した場合、骨盤後傾。

縫工筋
- O ： 上前腸骨棘。
- I ： 脛骨粗面の内側。
- A ： 股関節の屈曲、外旋、外転。膝関節屈曲。下腿の内旋。

薄筋
- O ： 恥骨結合の外側。
- I ： 脛骨粗面の内側。
- A ： 股関節の内転、屈曲。膝関節の屈曲。下腿が固定された場合は骨盤前傾。

134

見解と治療ポイントの解説

腸脛靭帯炎

● 見解
　腸脛靭帯炎はランナー膝と言われる程、ランニングをしている方に多く見られる。昔はO脚のランナーに多発していたが、最近は偏平足の人達も増えているため、つま先が外に向き膝が内に入る（toe-out knee-in）人にも見られるようになる。
　また、ランニングシューズやビジネスシューズで踵の外側が減っている場合にも腸脛靭帯炎を起こす人がいると考えられる。
　腸脛靭帯は人体の中で一番長い靭帯であり、面積も広く手技で弛緩させるのは困難である。超音波エネルギーの透過性及び靭帯への吸収係数の高さを利用することにより、効果的に腸脛靭帯を弛緩出来ると考えられる。
　ここでは、腸脛靭帯を全体に弛緩させるアプローチの方法を紹介する。

● FIT テスト
・肢位　　　　　　　：側臥位、背臥位
・圧迫テスト　　　　：腸脛靭帯圧迫テスト
・関節可動域テスト：体躯の左右回旋、股関節内旋屈曲、股関節内旋。

● 照射肢位
腹臥位にて膝関節90°屈曲位。

● 照射ポイント
①腸脛靭帯 停止部（膝窩から）　　②腸脛靭帯　　③大腿筋膜張筋

● 照射方法
・平行照射　・挟み込み照射
・垂直照射

● 注意点
　腸脛靭帯を弛緩し、患部を外側から導子の反対の他方の手で摘み上げるように持ち上げ、内側から患部に向かって照射する。
　腸脛靭帯は外側から他方の手でしっかり持ち上げ導子でえぐるように照射する。
　大腿筋膜張筋は腸脛靭帯とつながっているので照射を忘れないようにする。

● 運動療法
腹臥位にて膝関節屈伸運動をさせながら照射する。
側臥位にて股関節軽度外転位にて膝関節屈伸運動をさせながら照射する。

● 応用症例
　腸脛靭帯痛、膝関節拘縮後療、ハムストリングス及び大腿四頭筋のコンパートメント症候群など。

大腿部・膝

135

腸脛靭帯炎　FITテスト

● 腸脛靭帯圧迫テスト

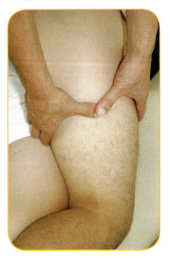 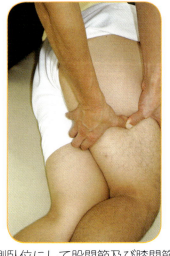

側臥位にして股関節及び膝関節軽度屈曲にて腸脛靭帯を圧迫。

● 関節可動域テスト

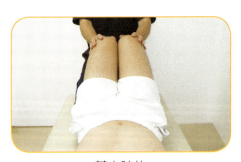

基本肢位

背臥位にて股関節及び膝関節軽度屈曲位し、膝を立てる。

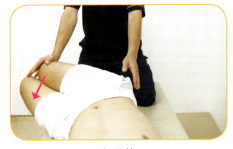

左回旋

基本肢位より右手で膝の外側を軽く押さえ、左手で臀部を軽く押さえ左回旋し、抵抗および腰部の浮き方を確認。

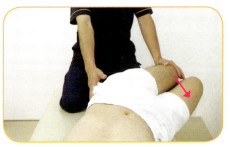

右回旋

基本肢位より左手で膝の外側を軽く押さえ、右手で臀部を軽く押さえ右回旋し、抵抗および腰部の浮き方を確認。

●関節可動域テスト

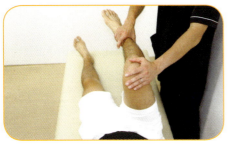

基本肢位

手で膝を押さえ、他方の手で足首を持ち膝関節90°屈曲位・股関節90°屈曲位に固定。

股関節内旋屈曲

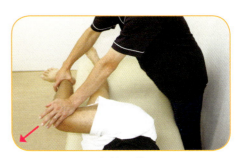

内旋屈曲

基本肢位より股関節内旋屈曲位にてストレッチ。

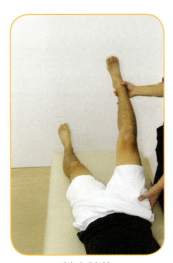

基本肢位

手で臀部を押さえ、他方の手で足首を持ち股関節約60°屈曲位膝関節伸展位に固定。

股関節内旋

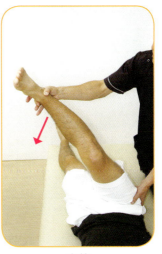

内旋

基本肢位より股関内旋位にてストレッチ。

大腿部・膝

腸脛靭帯炎

超音波照射ポイント

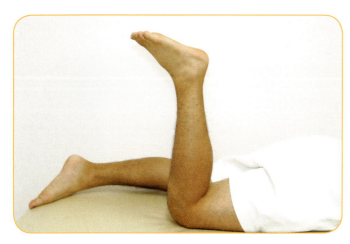

照射肢位

腹臥位にて膝関節90°屈曲位。

<目的>
腸脛靭帯を弛緩させるため。

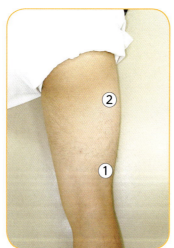

照射ポイント

①腸脛靭帯 停止部
②腸脛靭帯

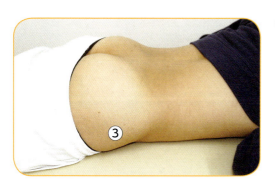

③大腿筋膜張筋

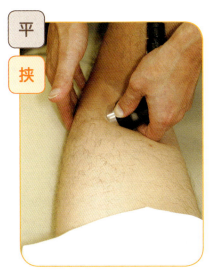

①腸脛靭帯 停止部

　超音波エネルギーの直進性と透過性を利用して腸脛靭帯停止部へアプローチする。膝関節90°屈曲位にて浮き出てくる腱の内側に導子の面をぴったりあてる。他方の手の四指のはらで下から上にしっかり持上げ導子の面を腸脛靭帯停止部に向け靭帯の走行に対して平行にゆっくり動かし照射する。

　骨が非常に近いので音波痛に注意！また、四指に音波痛を感じたら出力を調整する。

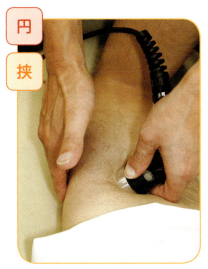

②腸脛靭帯

　膝関節90°屈曲位にて腸脛靭帯の起始と停止を近づけ大腿二頭筋内側に導子の外端を軽く押し込み、他方の手の四指のはらで外側からしっかり腸脛靭帯を持ち上げ、導子の面をその四指に向け、小さく円を描くようにゆっくり動かし照射。腸脛靭帯の末梢から中枢に向かって導子1個分づつ移動しながら上記の照射をする。

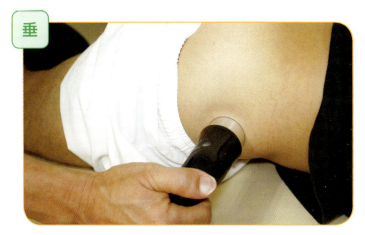

③大腿筋膜張筋

　膝関節伸展位にて大転子と上前腸骨棘の間に導子の面をぴったりあて、大腿筋膜張筋の走行に対して垂直にゆっくり動かし照射する。

　骨が非常に近いので音波痛に注意！

FIT解剖学ノート

筋の作用機序と構造

（起始：Origin　停止：Insertion　作用：Actionとする）

腸脛靭帯

- O : 大腿筋膜張筋・大殿筋。
- I : 脛腓骨上端の前外側面。（Gerdy結節）
- A : 大腿筋膜張筋の作用によって緊張し、膝関節を安定させる。

大腿筋膜張筋

- O : 上前腸骨棘。大腿筋膜の内面。
- I : 腸脛靭帯を介し脛骨粗面の外側にあるGerdy結節。
- A : 股関節の屈曲、外転、内旋。
  膝関節屈曲90°未満では膝伸展、90°以上では膝屈曲。

FITワンポイントアドバイス

導子と他方の手で挟んで照射するとは？

正しい挟み込み方

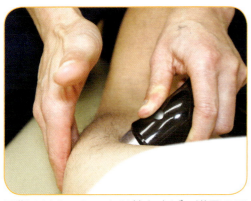

四指のはらでしっかり持ち上げ、導子の面をその指のはらに向け挟み込む。

間違った挟み込み方

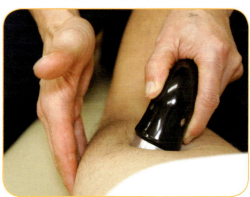

導子の面が骨に向かうと音波痛が出る。

見解と治療ポイントの解説

膝水腫・膝関節捻挫後療

● 見解

　膝関節の滑液は停滞しているのではなく膝の中を常に出入りして循環している。正常な関節の状態では関節内の出入りする滑液の割合は均等であるが、関節が異常を起こし、可動域制限が出ると関節の動きを良くしようと滑液の入りが多くなり、不均等が生じる。その結果、関節内から膝蓋上嚢部にかけて関節水腫が発生すると考えられる。

　超音波のミクロマッサージを関節包内及び上嚢部へ照射することにより血流改善を行い新陳代謝を起こし滑液の活性化により関節水腫の吸収に役立つと言える。

　ここでは、膝蓋上嚢部及び関節裂隙へのアプローチの方法を紹介する。

● FIT テスト

・肢位　　　　　　：背臥位、腹臥位
・圧迫テスト　　　：膝蓋骨上嚢部圧迫テスト
・関節可動域テスト：膝蓋骨可動テスト、膝関節屈曲（背臥位）、膝関節屈曲（腹臥位）。

● 照射肢位

背臥位にて脚自然肢位

● 照射ポイント

①膝関節 上嚢部
②膝関節 関節裂隙

● 照射方法

・挟み込み照射応用
・円照射

● 注意点

立体的イメージを持って照射する。
骨が近いので音波痛に注意し、出力・DUTYを低めにする。

● 応用症例

膝関節捻挫の拘縮後療、大腿四頭筋のコンパートメント症候群など。

大腿部・膝

141

膝水腫・膝関節捻挫後療　FITテスト

● 膝上嚢部圧迫テスト

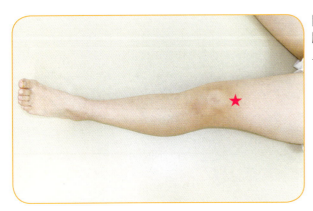

関節水腫の圧迫ポイント
膝蓋骨上部の上嚢部で膝蓋骨上部約一横指上。

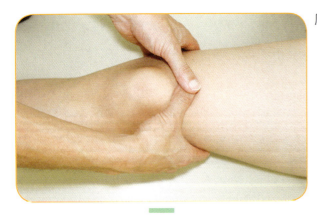

圧迫ポイントに母指を重ねて置く。

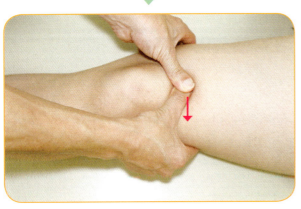

膝蓋骨上部の角度に合わせて斜め前方に中枢に向かって圧迫。痛みを伴う場合があるので愛護的に行う。

●膝蓋骨可動テスト

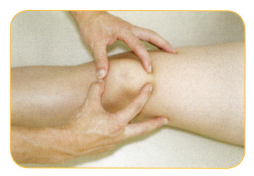

基本肢位

背臥位・膝関節伸転位にして両手の母指と示指にて膝蓋骨を軽く把持する。

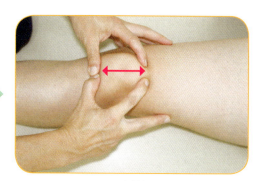

上下

基本肢位より正中線に対して上下に膝蓋骨を軽く動かす。

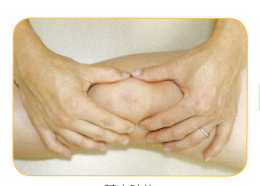

基本肢位

背臥位・膝関節伸転位にして、横から両手の母指と示指にて膝蓋骨を軽く把持する。

左右

基本肢位より正中線に対して左右に膝蓋骨を軽く動かす。

FITワンポイントアドバイス

膝蓋骨の可動域の必要性は？

膝蓋骨は人の身体の中で一番大きな種子骨である。種子骨の役割は関節滑車として機能し、関節の動きをスムースにする。膝蓋骨へのアプローチは関節拘縮に対して非常に大切である。

膝水腫・膝関節捻挫後療　FITテスト

●関節可動域テスト

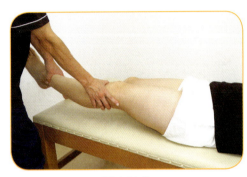

基本肢位

背臥位・膝関節伸展位にして足関節を軽く把持する。

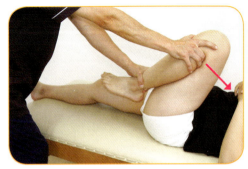

屈曲

基本肢位より他方の手で膝を押さえ膝関節を屈曲。

膝屈曲

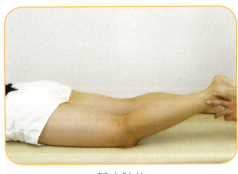

基本肢位

腹臥位・膝関節伸展位にして足関節を軽く把持する。

膝屈曲

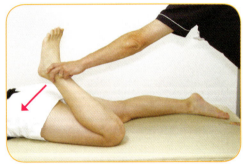

屈曲

基本肢位より膝関節屈曲。

超音波照射ポイント

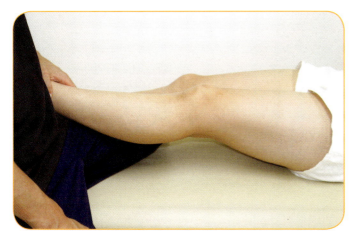

照射肢位

背臥位にて脚自然肢位。

<目的>
緊張感をリラックスさせ大腿前面部の筋肉を弛緩させるため。

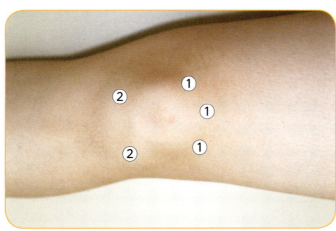

照射ポイント

① 上嚢部
② 関節裂隙

FITワンポイントアドバイス

膝関節の関節裂隙の見つけ方は？

　膝関節への超音波のアプローチとして関節裂隙への照射は関節内を活性化するには重要である。膝関節を約90°屈曲位にして膝蓋骨を触診し、膝蓋骨の外側に沿うように中枢から末梢へ触れ膝蓋靱帯を見つける。そして、靱帯の両側にある脛骨のプラトーを触れその上の窪みが関節内に超音波を照射するのに有効な関節裂隙である。

大腿部・膝

膝水腫・膝関節捻挫後療

超音波照射ポイント

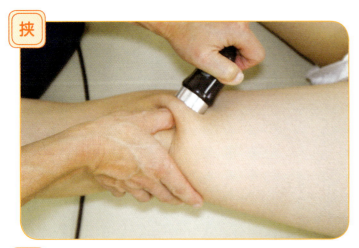

①上嚢部

　膝蓋骨上縁に母指をあて、膝蓋骨上部の上嚢の下に指先をゆっくり滑り込ませると同時に導子の面を使って写真の様に皮膚のたわみを指先に被せるようにして照射する。
　導子1個分ずつ膝蓋骨上縁の形に沿って同じ照射を繰り返す。
　導子の面が術者の爪に向かっているので音波痛を感じたら導子を移動する。

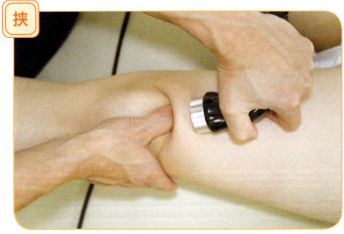

応用ポイント

　通常、挟み込み照射は他方の手で筋肉を挟み込むように照射するが、ここでは上嚢部に照射するため上嚢部の下へ滑り込ませた母指と導子の面で皮膚を挟み込むように照射する。

※応用例は応用マーク（□）で表しています。

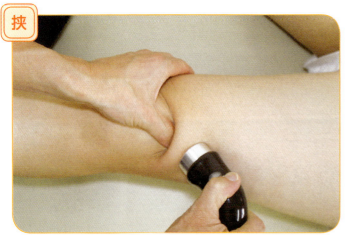

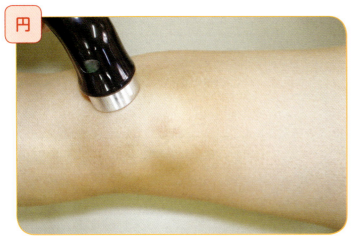

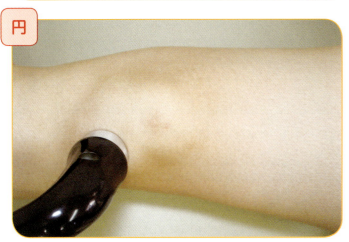

②関節裂隙

膝蓋靭帯を触診しその両側の凹み（大腿骨・脛骨内外側顆の成す隙間）に導子の面をぴったりあて小さく円を描くようにゆっくり動かし照射する。凹みのため、導子の面と隙間が空くのでゲルは多めに使用する。関節内に超音波を透過し関節内マッサージをしてるイメージを持つ。

骨が非常に近いので特に音波痛に要注意！

FIT解剖学ノート

筋の作用機序と構造

（作用：Actionとする）

膝関節 上嚢部

大腿骨部と膝蓋骨をつなぐ滑液包。
A ： 膝蓋大腿関節の活動性の効率化に寄与している。

関節裂隙

大腿骨と下腿骨の間にできる隙間。

STEP UP 3

小さいボールを使用する運動療法での膝関節可動域改善方法①

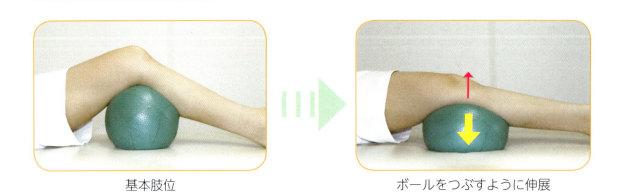

基本肢位 　　　　　　　　　　　　　　　　　　　ボールをつぶすように伸展

目的：ボールをつぶすことで、ボールからの反発が起こり、関節面を前方に滑らせることができるため、可動域改善につながる。

応用ポイント

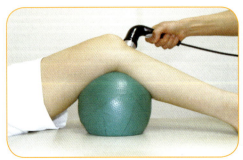

超音波を照射しながらおこなうとなお良い。

見解と治療ポイントの解説

膝関節（外側・内側）の痛み

● 見解

膝関節の外側の痛みは、腸脛靭帯・外側側副靭帯・外側半月板などが代表的であり、内側の痛みは内側半月板・内側側副靭帯・軟骨の変形・鵞足部などである。一般的に超音波を照射する際は患部へ向かって照射を行うが、患部からの超音波の照射は骨が非常に近いので音波痛がすぐに出てしまう。そのため、超音波の温熱・音圧効果による生理的変化を少ししか起こせず治療効果が激減してしまう。そこで、膝窩から患部に向かって照射することにより音波痛を軽減し、温熱・音圧効果が有効に患部へ伝わり生理的変化をしっかりと起こすことが出来ると考えられる。

ここでは、膝関節の内外側の軟部組織及び、関節裂隙へのアプローチの方法を紹介する。

なお、関節裂隙への照射は関節内の滑液包の活性化を目的とし、膝関節（外側・内側）の痛みの改善に必要のため記載している。

● FITテスト

・肢位　　　　　　　：背臥位、腹臥位
・関節可動域テスト：膝関節屈曲（背臥位）、膝関節屈曲（腹臥位）。

● 照射肢位

背臥位にて膝関節軽度屈曲位

● 照射ポイント

①膝関節外側・内側
②関節裂隙

● 照射方法

・挟み込み照射応用
・円照射

● 注意点

非常に音波痛が出やすいので注意が必要。

● 運動療法

膝関節屈伸運動をさせながら照射する。

● 応用症例

膝関節の拘縮後療など。

大腿部・膝

149

膝関節（外側・内側）の痛み　FITテスト

●関節可動域テスト

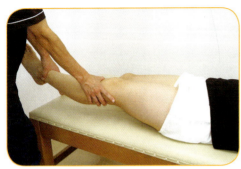

基本肢位

背臥位・膝関節伸展位にして足関節を軽く把持する。

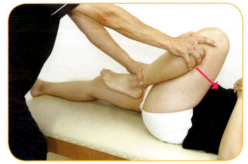

屈曲

基本肢位より他方の手で膝を押さえ膝関節を屈曲。

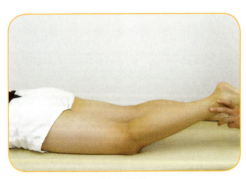

基本肢位

腹臥位・膝関節伸展位にして足関節を軽く把持する。

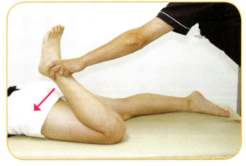

屈曲

基本肢位より膝関節を屈曲。

超音波照射ポイント

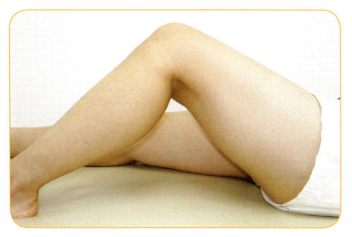

照射肢位

背臥位にて膝関節軽度屈曲位。

<目的>
緊張感をリラックスさせ大腿部前面・後面の筋肉をバランスよく弛緩させるため。

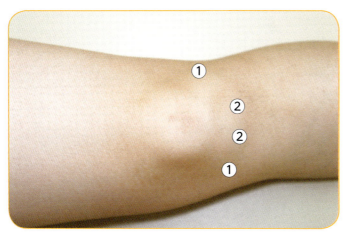

照射ポイント

①膝関節 外側・内側
②関節裂隙

①膝関節 外側・内側

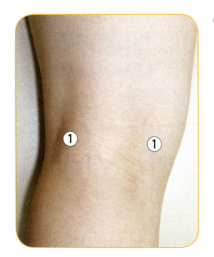

膝関節（外側・内側）の痛み

超音波照射ポイント

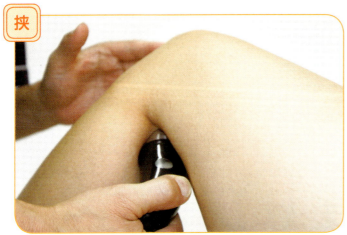

①膝関節 外側・内側

　超音波エネルギーの直進性と透過性を利用して膝窩から照射することにより、各軟部組織（半月板・靭帯等）へより効果的な超音波を照射することができる。他方の指のはらでしっかり各部軟部組織を触診し、導子に角度をつけ導子の面をその指のはらへ向け照射する。
　骨が非常に近いので音波痛に注意！

応用ポイント

　通常、挟み込み照射は他方の手で筋肉を挟み込むように照射するが、ここでは関節内へ照射するため各部損傷組織を指で触診し、その指のはらと導子の面で関節部を挟み込むように照射する。

②関節裂隙

　膝蓋靭帯を触診しその両側の凹み（大腿骨・脛骨内外側顆の成す隙間）に導子の面をぴったりあて、小さく円を描くようにゆっくり動かし照射する。凹みのため、導子の面と患部の隙間が空くのでゲルは多めに使用する。関節内に超音波を透過し関節内マッサージをしているイメージを持つ。
　骨が近いので特に音波痛に要注意！

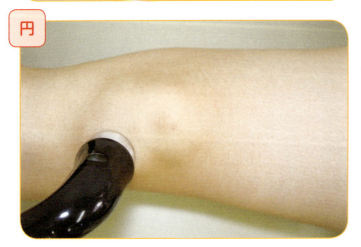

※応用例は応用マーク（□）で表しています。

FIT解剖学ノート

筋の作用機序と構造

（起始：Origin　停止：Insertion　作用：Actionとする）

腸脛靭帯

- O ： 大腿筋膜張筋・大殿筋。
- I ： 脛骨上端の前外側面。（Gerdy結節）
- A ： 大腿筋膜張筋の作用によって緊張し、膝関節を安定させる。

外側側副靭帯

- O ： 大腿骨外側上顆。
- I ： 腓骨頭。
- A ： 膝関節の内反強制する。脛骨大腿関節の安定性に寄与する。

外側半月板

やや小さく、脛骨の外側顆関節面上にある。環状形。（O字状）

内側半月板

大きく、脛骨の内側顆関節面上にある。半月状。（C字状）

内側側副靭帯

- O ： 大腿骨内側上顆から斜め前方へ走行。
- I ： 脛骨内側顆の内側縁及び後縁。
- A ： 膝関節の外反強制する。膝関節を安定化。

大腿部・膝

STEP UP 4

小さいボールを使用する運動療法での膝関節可動域改善方法②

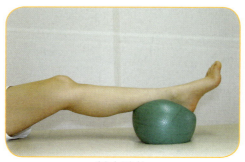
基本肢位

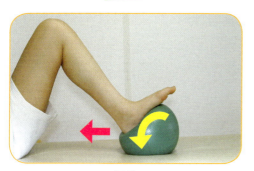
屈曲

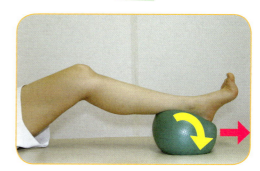
伸展

応用ポイント

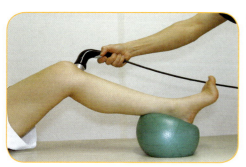

超音波を照射しながらおこなうとなお良い。

見解と治療ポイントの解説

膝蓋靭帯炎

● 見解

　ジャンプ系のスポーツに多発する炎症で、大腿直筋にストレスがかかり、そのため膝蓋靭帯へのストレスが増強し靭帯の一部に不全断裂が起こったり靭帯の拘縮が原因だと考えられる。
　超音波は靭帯に対して吸収率が高く新陳代謝がみられコラーゲン線維の伸展性が増すと考えられる。
　ここでは、膝蓋靭帯へのアプローチの方法を紹介する。

● FIT テスト

・肢位　　　　　　：背臥位、腹臥位
・圧迫テスト　　　：膝蓋靭帯圧迫テスト
・関節可動域テスト：膝関節屈曲（背臥位）、膝関節屈曲（腹臥位）。

● 照射肢位

背臥位にて膝関節軽度屈曲位

● 照射ポイント

①膝蓋靭帯

● 照射方法

・削り照射

● 注意点

　靭帯の照射は音波痛が出やすいので注意が必要。
　しっかりと他方の手で膝蓋靭帯を摘み上げる。その際、ゲルを多めに使用する。
　削る様な照射方法のため、愛護的に優しく行うこと。導子の金属面の外端で削るのではなく、超音波マッサージにより削るイメージが大切である。

● 運動療法

膝蓋靭帯をゆっくり左右に動かしながら照射する。

● 応用症例

膝関節の拘縮後療、オスグッドシュラッター病、ジャンパーズニーなど。

大腿部・膝

155

膝蓋靭帯炎　FITテスト

●膝蓋靭帯圧迫テスト

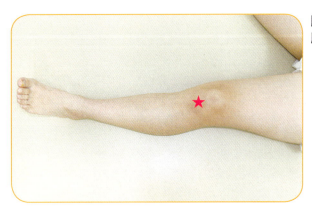

膝蓋靭帯圧迫ポイント
脛骨粗面と膝蓋骨を結んでいる所。

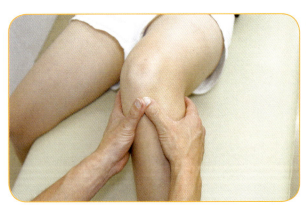

背臥位にして膝関節軽度屈曲位にて写真のように膝を把持し、母指を重ねて圧迫ポイントに母指腹をあてる。

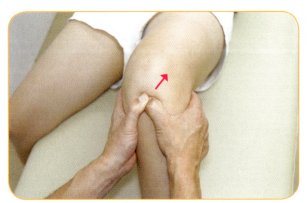

膝蓋靭帯に対して真っ直ぐに圧迫する。
実際は損傷しているので、愛護的に圧迫する。

● 関節可動域テスト

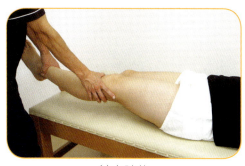

基本肢位

背臥位・膝関節伸展位にして足関節を軽く把持する。

膝屈曲

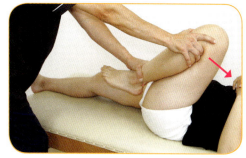

屈曲

基本肢位より他方の手で膝を押さえ膝関節を屈曲。

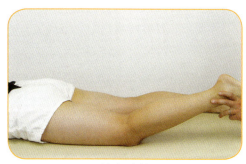

基本肢位

腹臥位・膝関節伸展位にして足関節を軽く把持する。

膝屈曲

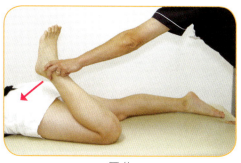

屈曲

基本肢位より膝関節を屈曲。

大腿部・膝

膝蓋靱帯炎　超音波照射ポイント

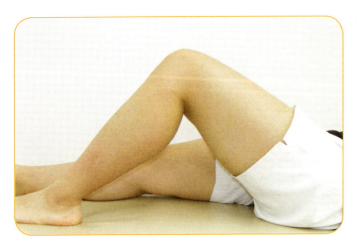

照射肢位

　背臥位にて膝関節軽度屈曲位。
（下記の照射肢位の見つけ方を参考にする。）

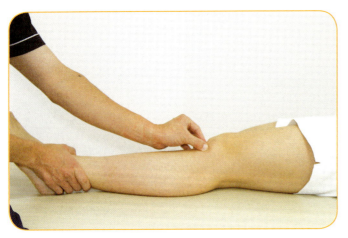

膝蓋靱帯の照射肢位の見つけ方

　膝蓋靱帯に超音波を照射するには、いかに上手く膝蓋靱帯を前方に浮き出させるかが大切である。背臥位にして踵をベッドに安定させ、膝関節伸展位にして膝蓋靱帯を母指と示指で摘む。摘んだ状態で踵をベッドで滑らせながら膝関節をゆっくり屈伸させ、膝蓋靱帯が前方に1番浮き出てくる位置に膝関節の角度を固定する。

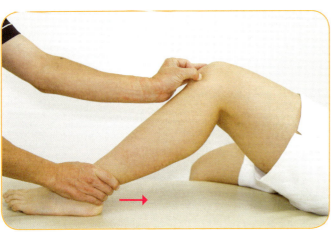

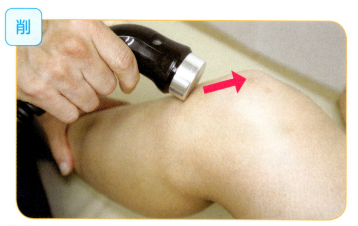

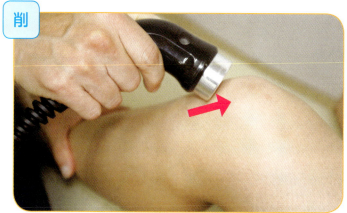

①膝蓋靭帯の照射方法

摘んだ膝蓋靭帯に対して導子の外端を優しくあて、末梢から中枢に向かって靭帯の走行に対して平行に削るようにゆっくり動かし照射する。導子の面と患部の隙間が空くのでゲルは多めに使用する。靭帯は円柱型をしているので、円柱を削るイメージで照射するとより効果的。小さい導子を使用すれば、なお有効。

骨が非常に近いので音波痛に注意！

FITワンポイントアドバイス

ゲルを多めに使用しての照射とは？

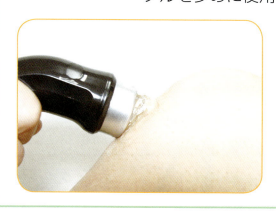

導子を斜めにする際に隙間を埋めるために写真のようにゲルを多めに使用するとゲルの中を超音波エネルギーが透過し患部に照射される。

大腿部・膝

FIT解剖学ノート

筋の作用機序と構造

膝蓋靭帯

大腿四頭筋腱の続きであり、膝蓋骨の下部から脛骨粗面に付く靭帯。

FITワンポイントアドバイス

1MHzは3MHzの代わりになるのか？

「1MHzの出力を3分の1にすれば3MHzになるのでは?」や「1MHzで導子と皮膚の間に何か媒体を入れると3MHzと同じ効果がでるのか?」とセミナーでよくある質問である。結論から言うと「できません」。

1MHzは周波数であり出力を上げようが下げようが到達深度は変わらない。確かに出力を落とせば音波痛は出にくくはなるが超音波エネルギーは深部まで到達しようとする。浅部は確かに通過するが治療に必要である超音波エネルギーがただ低いだけであって到達深度は変わらないので出力を下げても1MHzは3MHzの代わりにはならない。（イメージを伝えると1MHzは100の力を20ずつ使い5cmまで到達する。3MHzは100の力を50ずつ使い2cmまでで超音波エネルギーがなくなってしまう。これが周波数の特性である。このイメージを持てば1MHzの出力を3分の1にしたからといって1MHzが3MHzの代わりはできなく、ただ超音波エネルギーが弱くなるだけである。）

受傷した部位に適した周波数の選択もとても重要である。受傷した部位が浅部の場合や子供に超音波治療を行う場合があるので例えば、腰部だから臀部だからといって深部の周波数である1MHzを選択するのではない。受傷した部位が皮下どれくらいか？何センチくらいか？でその部位に応じた周波数を選択し超音波治療を行うこと。

また、周波数の特性は到達深度だけでなく振動の違いもある。1MHzは1秒間に100万回の振動があり、3MHzは1秒間に300万回の振動がある。（巻始めのPIXにミクロマッサージイメージ図あり）周波数により振動の数も違うため1MHzは3MHzの代わりにはならない。

見解と治療ポイントの解説

膝窩の痛み

● 見解

普通、膝窩の痛みは変形性膝関節症、膝関節捻挫、靭帯損傷、関節リウマチなど骨や靭帯に何らかの損傷を受けたときに痛みが起こる。ここで取り上げる膝窩の痛みは、膝の損傷のため跛行が起こり、内側腓腹筋に緊張を伴い膝窩筋、足底筋、長趾屈筋が圧迫されての二次的痛みのことである。また、テニス、バスケットボールなどストップ・ダッシュの多いスポーツでも内側腓腹筋の緊張により痛みが出る。膝窩部は、筋肉組織が薄く、その下を脛骨神経・総腓骨神経が走行しており、手技を強く入れると筋・神経を損傷する可能性がある。超音波の優しい温熱・音圧効果を利用して軟部組織を改善することが痛みの除去に有効である。

ここでは、膝窩筋・足底筋・長趾屈筋へのアプローチの方法を紹介する。

● FIT テスト

- ・肢位　　　　　　：背臥位、腹臥位
- ・圧迫テスト　　　：膝窩筋圧迫テスト
- ・関節可動域テスト：足関節背屈、膝関節屈曲（背臥位）、膝関節屈曲（腹臥位）、膝関節圧迫伸展。

● 照射肢位

腹臥位にて膝関節90°屈曲位、足関節背屈位、趾関節伸展位。
腹臥位にて膝関節伸展位。

● 照射ポイント

①長趾屈筋腱 停止部付近　②長趾屈筋腱 中央
③足底筋腱 中央　④足底筋筋膜
⑤膝窩筋 起始部　⑥膝窩筋 停止部

● 照射方法

- ・円照射
- ・垂直照射

● 注意点

膝窩部は脛骨神経、総腓骨神経が走行しており音波痛に注意が必要。

● 運動療法

膝関節屈伸運動をさせながら照射する。
足関節底背屈運動をさせながら照射する。
趾関節伸展運動をさせながら照射する。

● 応用症例

足関節捻挫後療・足底筋膜炎など。

大腿部・膝

161

膝窩の痛み　FITテスト

● 膝窩筋圧迫テスト

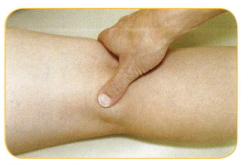

腹臥位・膝関節伸展位にして膝窩中央、圧痛部に母指腹を当てる。

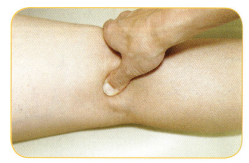

患部のため愛護的に圧迫する。

● 関節可動域テスト

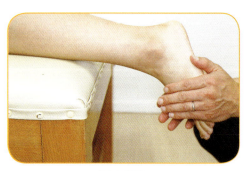

基本肢位

腹臥位・膝関節伸展・足関節自然肢位にして足背を軽く把持する。

足関節背屈

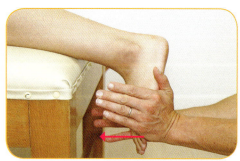

背屈

基本肢位より足関節を背屈し下腿のストレッチ。

●関節可動域テスト

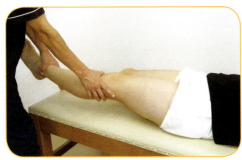

基本肢位

背臥位・膝関節伸展位にして足関節を軽く把持する。

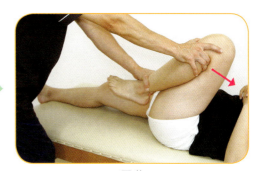

屈曲

基本肢位より他方の手で膝を押さえ膝関節を屈曲。

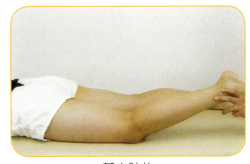

基本肢位

腹臥位・膝関節伸展位にして足関節を軽く把持する。

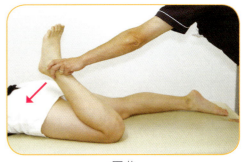

屈曲

基本肢位より膝関節を屈曲。

FIT ワンポイントアドバイス

膝屈曲テストのポイントは？

膝窩部の痛みで屈曲時に膝窩部にボールが入っているような感覚があるという訴えがまれにある。痛みのテストだけでなく感覚の訴えにも注意が必要である。（これは、どのテストでも同様である）

膝窩の痛み　FITテスト

● 関節可動域テスト

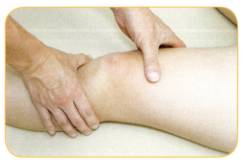

基本肢位

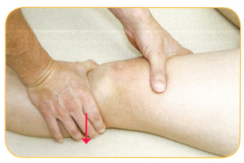

膝関節
圧迫伸展

伸展

背臥位・膝関節伸展位にして写真の様に大腿部下部を把持し、他方の手で脛骨粗面を中心に脛骨内外側顆を把持して固定。

基本肢位より中枢側の手は動かない様にしっかり固定し、末梢側の手は下方に下腿骨全体を滑らせる様に愛護的に圧迫する。

FITワンポイントアドバイス

アイスパックの上から超音波を照射!!

　この照射方法は当院独自の方法で、アイシングをしながら超音波をあてる方法である。超音波の振動によるマイクロウェービング現象がアイスパックのゲルに伝わり接地面が患部をミクロマッサージすることにより冷却しながら新陳代謝をよくするという仮説のもとでの効果があったのでここで紹介する。（アイスパックの面を少し水で濡らすと超音波が発振しやすい）

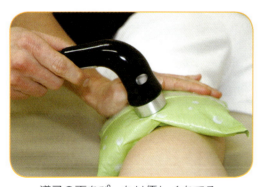

導子の面をぴったり優しくあてる。

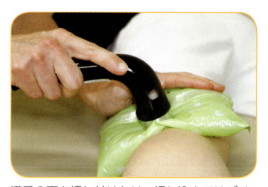

導子の面を押し付けたり、押し込んではダメ。

＊注意：冷蔵のアイスパックを使用（冷凍では凍傷を起こす）。

超音波照射ポイント

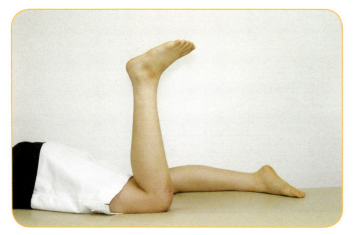

照射肢位

腹臥位にて膝関節90°屈曲位、足関節背屈位、趾関節伸展位、腹臥位にて膝関節伸展位。

<目的>
膝窩に関与する筋肉を弛緩させるため。

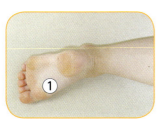
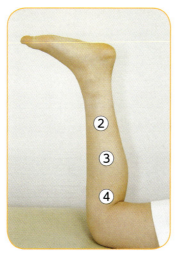
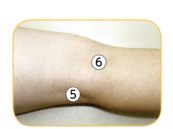

照射ポイント

①長趾屈筋腱 停止部付近
②長趾屈筋 中央
③足底筋腱 中央
④足底筋筋膜
⑤膝窩筋 起始部
⑥膝窩筋 停止部

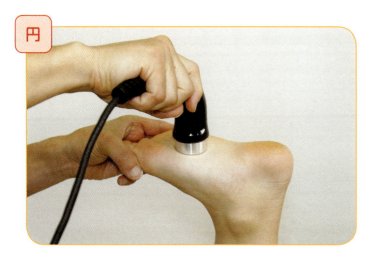

①長趾屈筋腱 停止部付近

　導子の面を第2〜5中足骨から基節骨部分にぴったりとあて、趾関節を伸展させ小さく円を描くようにゆっくり動かし照射する。
　骨が非常に近いので音波痛に注意！

膝窩の痛み　超音波照射ポイント

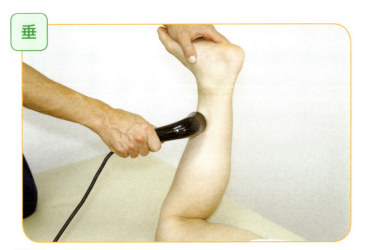

垂

②長趾屈筋 中央

　導子の面を脛骨内側縁に斜めにあて、筋の走行に対して垂直にゆっくり動かし照射する。
　骨が非常に近いので音波痛に注意！

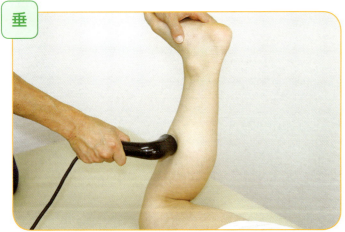

垂

③足底筋腱 中央

　足関節を底屈位にし腓腹筋内側を中枢から末梢に向かって触診を行い最初の凹みに導子の面をあて、筋の走行に対して垂直にゆっくり動かし照射する。
　骨が非常に近いので音波痛に注意！

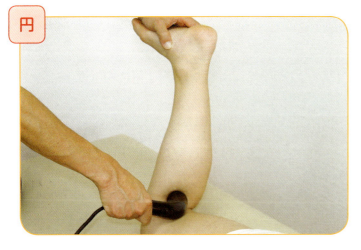

円

④足底筋筋膜

　導子を大腿部に寝かせてあて、導子の面を腓骨と脛骨の間を狙う様にあて小さく円を描くようにゆっくり動かし照射する。
　総腓骨神経の走行があるので音波痛に注意！

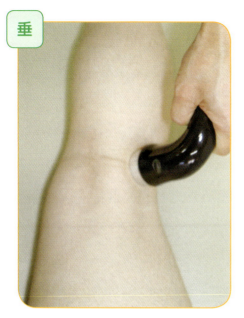

⑤膝窩筋 起始部

　膝関節を一度90°屈曲位にして外側のハムストリングスの腱を浮き出させ、導子の外端を膝窩側からあて、膝関節を伸展し導子の面を大腿骨の外側顆に向け筋の走行に対して垂直にゆっくり動かし照射する。
　骨が非常に近く、総腓骨神経が走行しているので音波痛に注意！

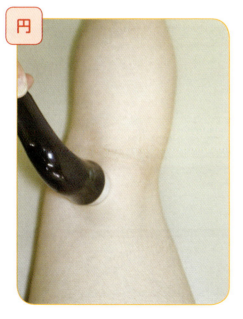

⑥膝窩筋 停止部

　膝窩部から末梢へ腓腹筋の二頭の上部の間に導子の面をあて、小さく円を描くようにゆっくり動かし照射する。
　骨が非常に近く、脛骨神経が走行しているので音波痛に注意！

大腿部・膝

FIT解剖学ノート

筋の作用機序と構造

（起始：Origin　停止：Insertion　作用：Actionとする）

長趾屈筋
- O : 脛骨後面、下腿骨骨間膜。
- I : 第2〜5趾の末節骨底。
- A : 第2〜5趾を屈曲、足関節底屈、足部に対し回外。

足底筋
- O : 大腿骨外側上顆、腓腹筋外側頭の上。
- I : アキレス腱の内側深部。
- A : 下腿三頭筋を助ける。

膝窩筋
- O : 大腿骨外側上顆の外側面、外側側副靱帯ならびに関節包。
- I : ヒラメ筋線より上の脛骨後面上部。
- A : 膝関節の屈曲、下腿の内旋。

FITワンポイントアドバイス

膝窩部の痛みには静的支持機構も関係する？

静的支持機構とは外側側副靱帯・弓状靱帯・ファベラ腓骨靱帯・膝窩腓骨靱帯・外側後方関節包である。下腿の外旋が過剰となり静的支持機構に伸張ストレスが生じることで膝窩部に痛みが起こる。静的支持機構への超音波照射も、膝窩部の痛みの改善に有効である。

見解と治療ポイントの解説

脛骨過労性骨膜炎（シンスプリント）

● 見解

　陸上競技だけでなく走るスポーツに多くみられる疾患である。脛骨過労性骨膜炎の原因としてknee-in toe-outによる下腿外旋によるストレス、及び偏平足による後脛骨筋・長趾屈筋へのストレスが起因になっていると考えられ、いかに後脛骨筋・長趾屈筋を弛緩させるかが大切である。下腿の筋は腓腹筋が覆いそしてヒラメ筋があり、その深部のヒラメ筋ポケットに後脛骨筋・長趾屈筋が存在する。そのため、後脛骨筋・長趾屈筋を手技ではほぼ緩める事は不可能といえる。

　超音波の効果である深部加温及び、超音波エネルギーの到達深度は後脛骨筋・長趾屈筋まで十分な作用を及ぼすことが出来ると考えられる。

　ここでは、脛骨過労性骨膜炎（シンスプリント）に関与する筋肉へのアプローチの方法を紹介する。

● FIT テスト

- ・肢位　　　　　　：腹臥位
- ・圧迫テスト　　　：内側腓腹筋圧迫テスト
- ・関節可動域テスト：足関節背屈

● 照射肢位

腹臥位にて膝関節90°屈曲位、足関節自然肢位。

● 照射ポイント

①後脛骨筋・長趾屈筋 停止部
②後脛骨筋・長趾屈筋腱
③後脛骨筋・長趾屈筋筋腹
④後脛骨筋・長趾屈筋 起始部

● 照射方法

- ・円照射
- ・垂直照射

● 注意点

　導子をしっかりとねかせて下腿骨間または、脛骨後面に向かって引っかけるように照射する。脛骨後面に向かって照射するため、非常に骨が近いので音波痛に注意する。

● 運動療法

足関節背屈運動をさせながら照射する。
趾関節伸展運動をさせながら照射する。

● 応用症例

足関節の拘縮、下腿筋の肉離れなど。

下腿・足

169

脛骨過労性骨膜炎（シンスプリント） FITテスト

● 内側腓腹筋圧迫テスト

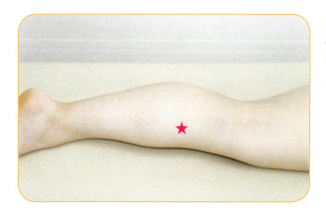

内側腓腹筋圧迫ポイント
脛骨過労性骨膜炎（シンスプリント）の原因となる筋は後脛骨筋であるが、直接圧迫できないため内側腓腹筋筋腹をポイントとする。

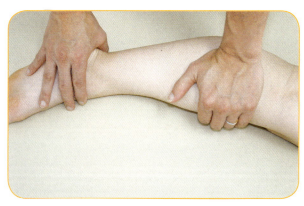

腹臥位にて圧迫ポイントを手のひらの中心に置き、腓腹筋内側を覆いかぶせる様に手を置く。

CHECK!

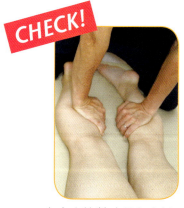

左右を比較するとより治療結果が分かりやすい

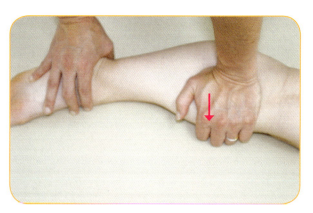

ベッドに対して真っ直ぐ圧迫する。

●関節可動域テスト

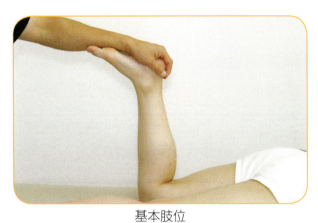

基本肢位

腹臥位にして膝関節90°・足関節約90°に固定し手のひらで踵を包み込み、前腕の一部をぴったり足底に当てる。

足関節背屈

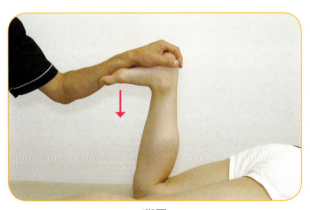

背屈

手のひらと前腕部で下方に押し足関節を背屈する。

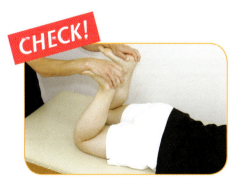

CHECK!

左右を比較するとより治療結果が分かりやすい

脛骨過労性骨膜炎（シンスプリント） 超音波照射ポイント

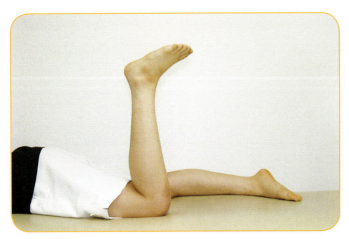

照射肢位

腹臥位にて膝関節90°屈曲位、足関節自然肢位。

<目的>
後脛骨筋の起始部と停止部を近づけ弛緩させるため。

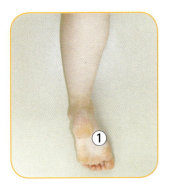
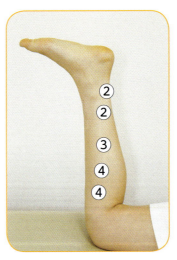

照射ポイント

①後脛骨筋・長趾屈筋 停止部
②後脛骨筋・長趾屈筋腱
③後脛骨筋・長趾屈筋筋腹
④後脛骨筋・長趾屈筋 起始部

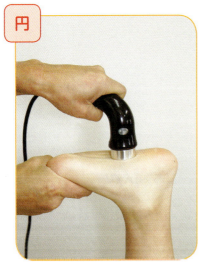

①後脛骨筋・長趾屈筋 停止部

　導子を舟状骨粗面と立方骨、各楔状骨、第2〜4中足骨底、末節骨底（内側の舟状骨の出っ張り土踏まずに入った所）に向けてぴったりあて、小さく円を描くようにゆっくり動かし照射する。
　骨が非常に近いので音波痛に注意！

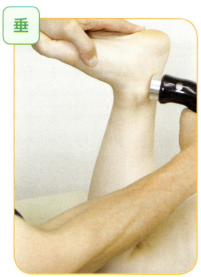

②後脛骨筋・長趾屈筋腱

　アキレス腱と内果の間に導子の外端を斜めに入れ、導子の面を脛骨に向け筋の走行に対して垂直にゆっくり動かし照射する。
　骨が非常に近いので音波痛に注意！

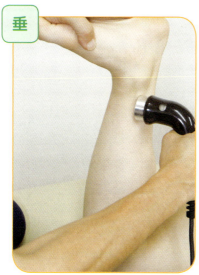

　導子の面を斜めに立て外端を脛骨内側縁とアキレス腱の間に入れ、筋の走行に対して垂直にゆっくり動かし照射する。導子との隙間ができるのでゲルは多めに使用する。
　骨が非常に近いので音波痛に注意！

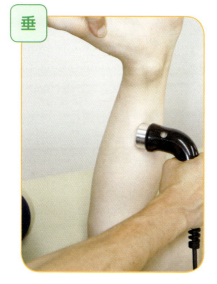

③後脛骨筋・長趾屈筋筋腹

　導子の面を斜めに立て外端を脛骨内側縁と腓腹筋内側の間にしっかり入れ、筋の走行に対して垂直にゆっくり動かし照射する。導子との隙間ができるのでゲルは多めに使用する。
　骨が非常に近いので音波痛に注意！

脛骨過労性骨膜炎（シンスプリント）

超音波照射ポイント

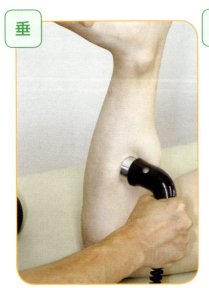
垂

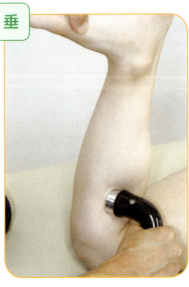
垂

④後脛骨筋・長趾屈筋 起始部

導子の面を斜めに立て外端を脛骨後面と腓腹筋内側の間にしっかり入れ、上下にゆっくり動かしながら照射する。中枢に近づくほど深く押し込みながら筋の走行に対して垂直にゆっくり動かし照射。導子の面と患部の隙間が空くのでゲルは多めに使用する。

骨が非常に近いので音波痛に注意！

FIT解剖学ノート

筋の作用機序と構造

（起始：Origin　停止：Insertion　作用：Actionとする）

後脛骨筋

- O：下腿骨間膜後面、脛骨・腓骨の骨間膜。
- I：舟状骨粗面と立方骨、各楔状骨、第2〜4中足骨底。
- A：足関節底屈、足部回外・内転。

長趾屈筋

- O：脛骨後面、下腿骨骨間膜。
- I：第2〜5趾の末節骨底。
- A：第2〜5趾屈曲、足関節底屈、足部の回外（内反）。

174

見解と治療ポイントの解説

下腿部の挫傷（肉離れ・打撲）

● 見解

　下腿部の挫傷は球技・ラケットスポーツ・コンタクトスポーツ・陸上競技などあらゆるスポーツで発症する。特に下腿部の内側部での損傷が多くみられ、また、再発も繰り返す場所でもある。私の見解では浅部筋の回復のみで、深部筋の回復を待たずに日常生活で痛みがないため、一般の患者様は競技復帰や強めのリハビリテーションを行い再発すると考えられる。下腿部の筋は浅部は腓腹筋が覆いそしてヒラメ筋がありその下には後脛骨筋などより深い筋肉が存在する。深部筋の組織回復には超音波の深部への温熱、音圧効果が有効である。

　ここでは下腿部の挫傷の多い腓腹筋、ヒラメ筋（外堀）、そして硬結部（本丸）へのアプローチ方法を紹介する。

　なお、損傷部位は下腿部の内側部とする。

● FIT テスト

- ・肢位　　　　　　　：腹臥位、背臥位
- ・圧迫テスト　　　　：内側腓腹筋圧迫テスト
- ・関節可動域テスト：足関節背屈（患側のみ）、足関節背屈（両側）。

● 照射肢位

腹臥位にて脚自然肢位または膝関節90°屈曲位、足関節自然肢位

● 照射ポイント

①腓腹筋内側 起始部下部　　②腓腹筋腱内側　　　③腓腹筋外側 起始部下部
④腓腹筋腱外側　　　　　　⑤ヒラメ筋筋腹　　　⑥ヒラメ筋 起始部
⑦患部硬結部（深部筋・浅部筋）

● 照射方法

- ・垂直照射
- ・円照射
- ・挟み込み照射

● 注意点

　導子をしっかりとねかせて下腿骨間または、脛骨後面に向かって引っかけるように照射する。脛骨後面に向かって照射するため、骨が非常に近いので音波痛は出やすいので注意する。

● 運動療法

足関節背屈運動をさせながら照射する。

● 応用症例

足関節の拘縮、シンスプリントなど。

下腿・足

175

下腿部の挫傷（肉離れ・打撲） FITテスト

●下腿部内側圧迫テスト

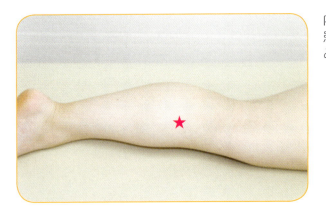

内側腓腹筋圧迫ポイント
患部を圧痛点のみでなく、筋線維を深く摘み深部筋の状態も確認する。

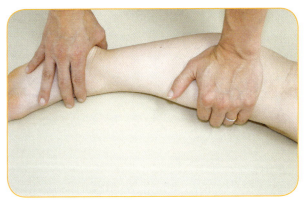

腹臥位にて圧迫ポイントを手のひらの中心に置き、腓腹筋内側を覆いかぶせる様に手を置く。

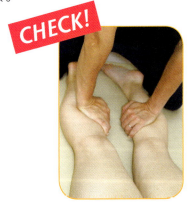

CHECK!

左右を比較するとより治療結果が分かりやすい

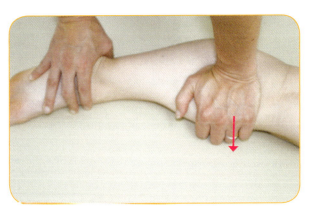

ベッドに対して真っ直ぐに圧迫する。
実際は損傷しているので、愛護的に圧迫する。

● 関節可動域テスト

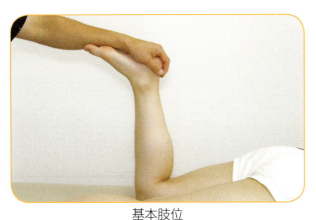

基本肢位

腹臥位にして膝関節90°・足関節約90°に固定し、手のひらで踵を包み込み前腕の一部をぴったり足底に当てる。

足関節背屈

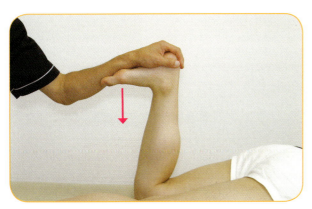

背屈

手のひらと前腕部で下方に愛護的に押し足関節を背屈する。

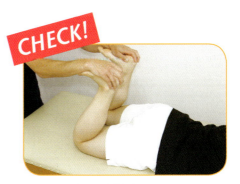

CHECK!

左右を比較するとより治療結果が分かりやすい

下腿・足

下腿部の挫傷（肉離れ・打撲） 超音波照射ポイント

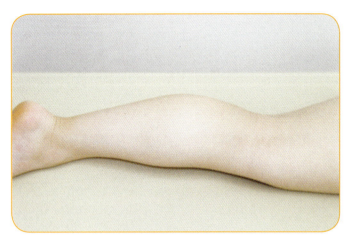

照射肢位（腓腹筋）

腹臥位にて脚自然肢位または膝関節伸展位、足関節自然肢位。

<目的>
腓腹筋の起始部と停止部を近づけ弛緩させるため。

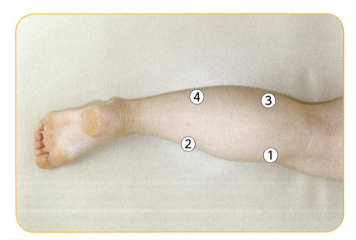

照射ポイント

① 腓腹筋内側 起始部下部
② 腓腹筋腱内側
③ 腓腹筋外側 起始部下部
④ 腓腹筋腱外側

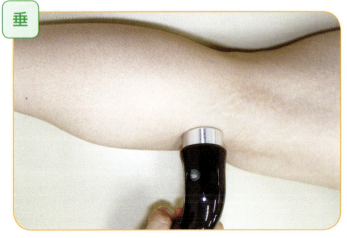

①腓腹筋内側 起始部下部

大腿骨内側上顆から腓腹筋を触診し最初の隆起に導子の面をぴったりあて、筋の走行に対して垂直にゆっくり動かし照射する。

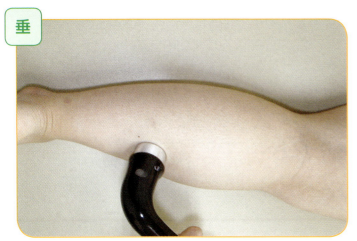

②腓腹筋腱内側

　足関節を背屈し下腿に少し力を被検者に入れてもらい、腓腹筋内側を中枢から末梢に向かって触診し最初の凹みに導子の面をぴったりあて、筋の走行に対して垂直にゆっくり動かし照射する。

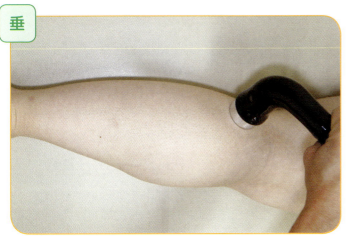

③腓腹筋外側 起始部下部

　大腿骨外側上顆から腓腹筋を触診し最初の隆起に導子の面をぴったりあて、筋の走行に対して垂直にゆっくり動かし照射する。

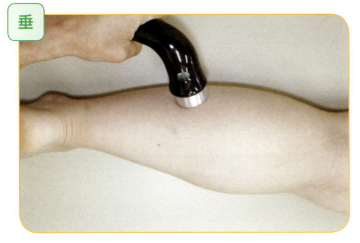

④腓腹筋腱外側

　足関節を背屈し下腿に少し力を被検者に入れてもらい、腓腹筋外側を中枢から末梢に向かって触診し最初の凹みに導子の面をぴったりあて、筋の走行に対して垂直にゆっくり動かし照射する。

下腿部の挫傷（肉離れ・打撲） 超音波照射ポイント

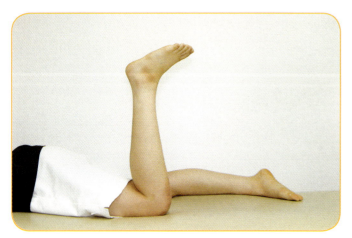

照射肢位（ヒラメ筋）

腹臥位にて膝関節90°屈曲位、足関節自然肢位。

＜目的＞
ヒラメ筋の起始部と停止部を近づけ弛緩させるため。

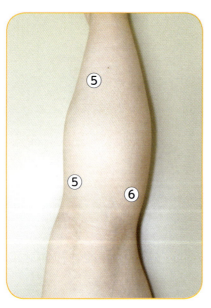

照射ポイント

⑤ヒラメ筋筋腹
⑥ヒラメ筋 起始部

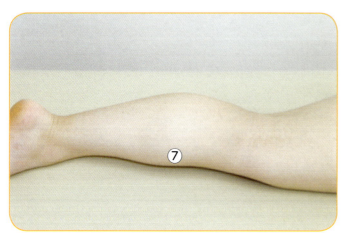

⑦患部硬結部（深部筋・浅部筋）

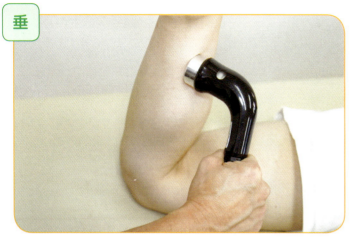

⑤ヒラメ筋筋腹

　導子の面を斜めに立て外端を脛骨内側縁と腓腹筋内側の間にしっかり入れ、筋の走行に対して垂直にゆっくり動かしながら末梢から中枢まで照射する。中枢に近づくほど深く押し込みながら照射する。導子の面と患部の隙間が空くのでゲルは多めに使用する。
　骨が非常に近いので音波痛に注意！

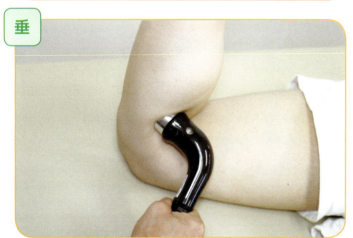

⑥ヒラメ筋 起始部

　腓骨頭を触診しその内側に導子の面をぴったりあて、筋の走行に対して垂直にゆっくり動かし照射する。
　骨が非常に近く、総腓骨神経が走行しているので音波痛に注意！

下腿部の挫傷（肉離れ・打撲） 超音波照射ポイント

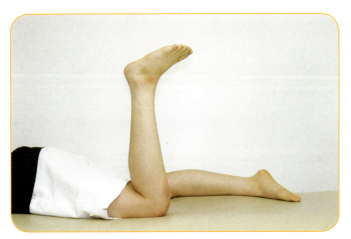

照射肢位（深部筋）

腹臥位にて膝関節90°屈曲位、足関節自然肢位または背屈位。

＜目的＞
硬結部の筋を弛緩させるため。

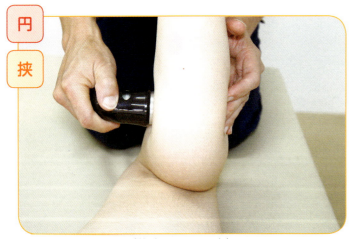

（後方からの写真）

⑦患部硬結部（深部筋）

　超音波エネルギーの直進性と透過性を利用して深部筋へアプローチする。患部の硬結部を触診しその硬結部分の真横から導子の面をぴったりあて、他方の手でしっかり腓腹筋を前方に持ち上げ、導子の面と他方の手で硬結を挟み込みながら照射する。損傷部位は球状であることをイメージして、小さく円を描くようにゆっくり動かし照射する。

　脛骨方向に導子の面が向かわないように注意をする。

　他方の手に音波痛を感じたら出力を調整する。

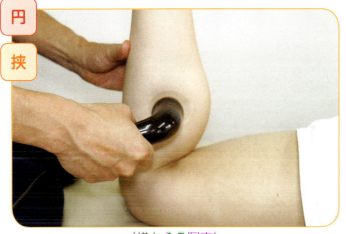

（横からの写真）

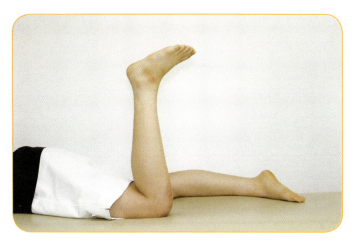

照射肢位（浅部筋）

腹臥位にて膝関節90°屈曲位、足関節自然肢位または背屈位。

<目的>
硬結部の筋を弛緩させるため。

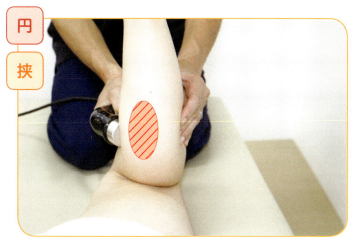
（後方からの写真）

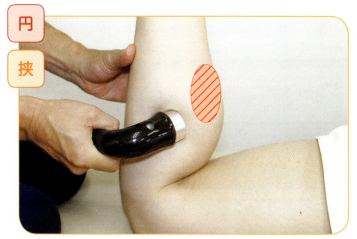
（横からの写真）

⑦患部硬結部（浅部筋）

　超音波エネルギーの直進性と透過性を利用して浅部筋へアプローチする。患部の硬結部を触診しその硬結部分の真横から導子の面をぴったりあて、他方の手でしっかり腓腹筋を前方に持ち上げる。そして、他方の手で硬結部を逃がさない様に押さえ、導子の面で腓腹筋を前方にえぐるように硬結部方向にあてる。損傷部位は球状であることをイメージして、小さく円を描くようにゆっくり動かし照射する。
　他方の手に音波痛を感じたら出力を調整する。

 は、患部の硬結部とする。

FIT解剖学ノート

筋の作用機序と構造

（起始：Origin　停止：Insertion　作用：Actionとする）

後脛骨筋

O ： 下腿骨間膜後面、脛骨・腓骨の骨間膜。
I ： 舟状骨粗面と立方骨、各楔状骨、第2〜4中足骨底。
A ： 足関節底屈、足部回外・内転。

腓腹筋　内側頭

O ： 大腿骨内側上顆。
I ： 踵骨隆起。
A ： 膝関節屈曲。足関節底屈。

腓腹筋　外側頭

O ： 大腿骨外側上顆。
I ： 踵骨隆起。
A ： 膝関節屈曲。足関節底屈。

ヒラメ筋

O ： 腓骨頭から腓骨後面ならびに脛骨ヒラメ筋線。
　　　腓骨と脛骨間のヒラメ筋腱弓。
I ： 腓腹筋とともにアキレス腱を構成し踵骨隆起。
A ： 足関節底屈。また膝関節屈曲位での足関節の底屈。

アキレス腱

踵骨腱とも言い、腓腹筋とヒラメ筋を踵骨へつなぐ腱。

見解と治療ポイントの解説

アキレス腱損傷

● 見解

アキレス腱損傷にはアキレス腱炎・アキレス腱周囲炎・アキレス腱断裂などがある。アキレス腱断裂の後療はアキレス腱損傷の改善の基本だと考えられる。アキレス腱断裂の後療はアキレス腱自身が太くなり深部筋との癒着があり、その癒着を取り除くことが大切になる。

超音波は腱に対して非常に吸収係数が高いので、瘢痕組織のコラーゲン線維の伸張性を増すことが出来ると考えられる。

ここでは、アキレス腱の可動域を広げ、瘢痕組織の改善へのアプローチの方法を紹介する。

● FIT テスト

・肢位　　　　　　：腹臥位
・圧迫テスト　　　：アキレス腱圧迫テスト
・関節可動域テスト：足関節背屈、足関節底屈。
・アキレス腱動揺テスト

● 照射肢位

腹臥位にて膝関節90°屈曲位、足関節軽度背屈位。

● 照射ポイント

①アキレス腱 外側　　②アキレス腱 内側　　③アキレス腱

● 照射方法

・平行照射
・挟み込み照射
・平行照射応用
・削り照射

● 注意点

腱の照射は音波痛が出やすいので注意が必要。
アキレス腱が下腿の筋と癒着していると考え、アキレス腱の動きがでるように照射する。
導子が浮き発振が不安定であればゲルは多めに使用する。
削る様な照射方法のため、愛護的に優しく行うこと。導子の金属面の外端で削るのではなく、超音波マッサージにより削るイメージが大切である。

● 運動療法

足関節の底背屈運動をさせながら照射する。

● 応用症例

足関節拘縮後療など。

下腿・足

185

アキレス腱損傷　FITテスト

●アキレス腱圧迫テスト

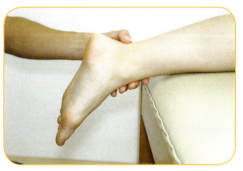
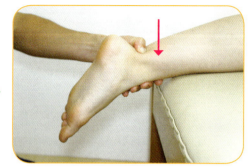

アキレス腱圧迫ポイント
腹臥位にて膝関節伸展位・足関節自然下垂位で固定し、足関節を軽く把持し母指にてアキレス腱を垂直に軽く押さえる。

基本肢位よりアキレス腱を母指にて真下に圧迫する。

●関節可動域テスト

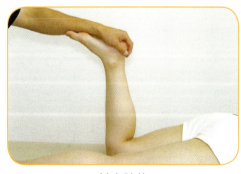

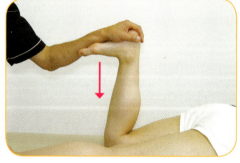

基本肢位

足関節背屈

背屈

腹臥位にして膝関節90°・足関節自然肢位に固定し、手のひらで踵を包み込み前腕の一部をぴったり足底に当て把持し固定。

基本肢位より手のひらと前腕部で下方に愛護的に押し足関節を背屈する。

●関節可動域テスト

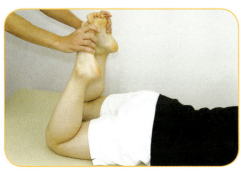

基本肢位

腹臥位にして膝関節90°屈曲位・足関節底屈位にて両手で足の甲を固定する。

足関節底屈

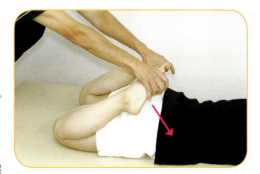

底屈

基本肢位より膝関節完全屈曲位・足関節完全底屈位にてアキレス腱の違和感、痛み確認。

●アキレス腱動揺テスト

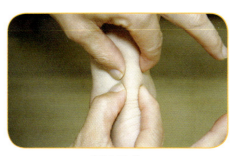

基本肢位

腹臥位にて膝関節伸展位・足関節自然下垂。アキレス腱を両手の母指と示指で優しく摘む。

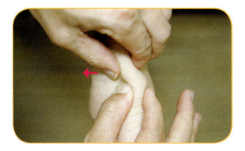
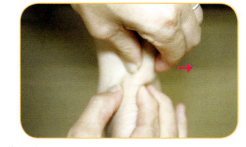

正中線に対して左右に動かす。

下腿・足

アキレス腱損傷　超音波照射ポイント

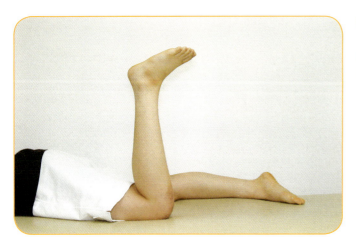

照射肢位

腹臥位にて膝関節90°屈曲位、足関節軽度背屈位。

<目的>
下腿の筋肉を弛緩させるため。

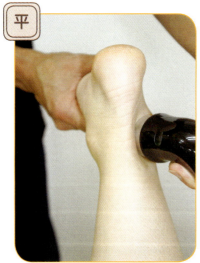

①アキレス腱 外側

　アキレス腱の深部の癒着をとるため、導子の面を斜めに立て外端をアキレス腱と腓骨外果の間の凹みに入れ、導子の面を腓骨に向け腱の走行に対して平行にゆっくり動かし照射する。中枢に近づくほど深く押し込みながら照射するとより有効。導子の面と患部の隙間が空くのでゲルは多めに使用する。
　骨が非常に近いので音波痛に注意！

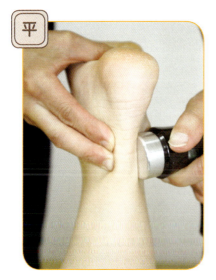

　導子の面を斜めに立て外端をアキレス腱と腓骨外果の間の凹みに入れ、導子の面をアキレス腱に向け腱の走行に対して平行にゆっくり動かし照射する。他方の手でアキレス腱が内に逃げない様に押さえる。導子の面と患部の隙間が空くのでゲルは多めに使用する。
　他方の手に音波痛を感じたら出力を調整する。

※応用例は応用マーク（☐）で表しています。

②アキレス腱 内側

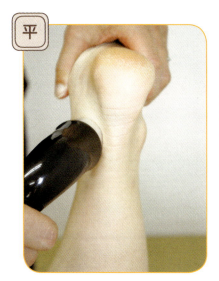

アキレス腱の深部の癒着をとるため、導子の面を斜めに立て外端をアキレス腱と脛骨内果の間の凹みに入れ、導子の面を脛骨に向け上下にゆっくり動かしながら照射する。中枢に近づくほど深く押し込みながら照射するとより有効。導子の面と患部の隙間が空くのでゲルは多めに使用する。
　骨が非常に近いので音波痛に注意！

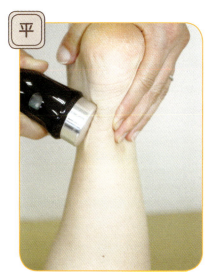

　導子の面を斜めに立て外端をアキレス腱と脛骨内果の間の凹みに入れ、導子の面をアキレス腱に向け上下にゆっくり動かしながら照射する。他方の手でアキレス腱が外に逃げない様に押さえる。導子の面と患部の隙間が空くのでゲルは多めに使用する。
　他方の手に音波痛を感じたら出力を調整する。

応用ポイント

　通常、平行照射は腱・靭帯の走行に対して平行に照射するが、ここでは癒着をはがすように照射するため、アキレス腱の走行に対して平行に導子を動かしながらアキレス腱と果（内果、外果）の間の癒着をはがすイメージで照射する。

※応用例は応用マーク（□）で表しています。

下腿・足

アキレス腱損傷　超音波照射ポイント

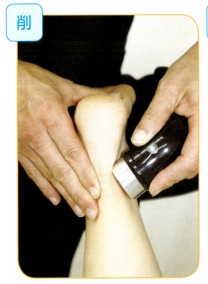

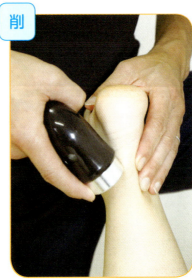

③アキレス腱

　導子の外端をアキレス腱に優しくあて、末梢から中枢に向かって腱の走行に対して平行に削るようにゆっくり動かし照射する。アキレス腱を削る際、腱自身が導子によって内外にずれないように他方の手でしっかり押さえることが大切。内側から外側、外側から内側と繰り返し円柱を削るイメージで照射するとより効果的。導子の面と患部の隙間が空くのでゲルは多めに使用する。小さな導子を使用すればなお有効。
　骨が非常に近いので音波痛に注意！他方の手に音波痛を感じたら出力を調整する。

FIT解剖学ノート

筋の作用機序と構造

アキレス腱

踵骨腱とも言い、腓腹筋とヒラメ筋を踵骨へつなぐ腱。

見解と治療ポイントの解説

足関節捻挫後療

● 見解

　足関節捻挫の後療において、いかに底背屈制限を除去するかが大切である 。

　人は歩くことが日常生活において必要であり、歩くにはまず、背屈時の痛み及び制限を除去しなくてはならない。足関節の拘縮へのアプローチは距腿関節のみではなく、リスフラン関節・ショパール関節へも大切である。また、足根洞に痛みがある場合も必要である。

　超音波エネルギーの直進性と透過性、温熱・音圧効果により各関節の滑液包を活性化が出来ると考えられる。

　ここでは、足関節の背屈制限を改善するためのアプローチの方法を紹介する。

● FIT テスト

　　・肢位　　　　　　　　：腹臥位
　　・関節可動域テスト：足関節背屈

● 照射肢位

　腹臥位にて膝関節90°屈曲、足関節自然肢位または軽度背屈位。

● 照射ポイント

　①リスフラン関節
　②ショパール関節
　③足底筋群 起始部
　④足根洞

● 照射方法

　　・平行照射応用
　　・垂直照射
　　・円照射

● 注意点

　超音波は直進にエネルギーが進むことを理解して照射することが大切である。直接照射せず足底から照射することで音波痛を軽減し、多くの超音波エネルギーを照射できる。

　足根洞への照射は、骨が非常に近いので音波痛に注意する。

● 運動療法

　足関節底背屈運動をさせながら照射する。
　趾関節背屈運動をさせながら照射する。

● 応用症例

　足関節の拘縮後療など。

下腿・足

足関節捻挫後療　FITテスト

●関節可動域テスト

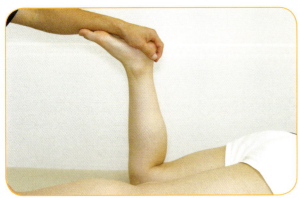

腹臥位にして膝関節90°・足関節自然肢位に固定し、手のひらで踵を包み込み前腕の一部をぴったり足底に当てる。

基本肢位

足関節背屈

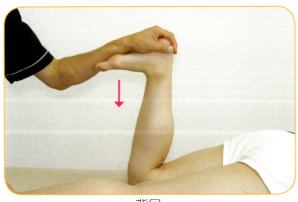

基本肢位より手のひらと前腕部で下方に愛護的に押し足関節を背屈する。

背屈

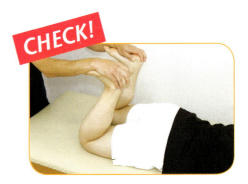

左右を比較するとより
治療結果が分かりやすい

超音波照射ポイント

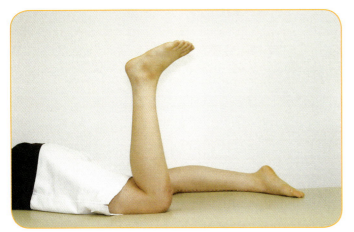

照射肢位

腹臥位にて膝関節90°屈曲位、足関節自然肢位または軽度背屈位。

<目的>
足底からの照射のため。

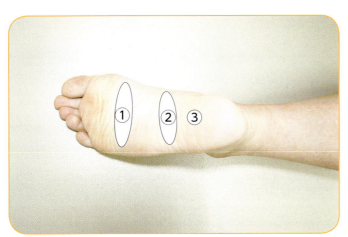

照射ポイント

①リスフラン関節
②ショパール関節
③足底筋群 起始部

④足根洞

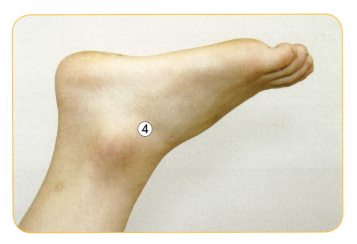

足関節捻挫後療 超音波照射ポイント

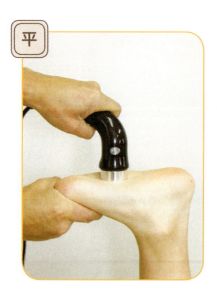

①リスフラン関節

　第5中足骨基底部の足底に導子の面をぴったりあて、第1中足骨底に向かって関節面を沿うようにゆっくり動かし照射する。
　骨が非常に近いので音波痛に注意！

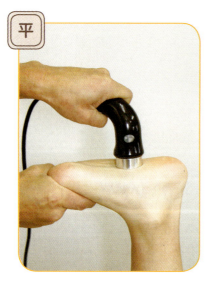

②ショパール関節

　舟状骨粗面（内果の斜め下の隆起）の内側に導子の面をぴったりあて、舟状骨粗面から始まり立方骨に向かって関節面を沿うようにゆっくり動かし照射する。
　骨が非常に近いので音波痛に注意！

応用ポイント

　通常、平行照射は腱・靭帯の走行に対して平行に照射するが、ここでは関節部に照射するため関節面に対して平行に照射する。

※応用例は応用マーク（☐）で表しています。

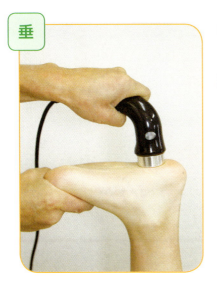

③足底筋群 起始部

　導子の面を踵骨隆起のすぐ下にぴったりあて、踵のラインに沿って筋の走行に対して垂直にゆっくり動かし照射する。距腿関節を貫通させるイメージで照射すると有効。
　骨が非常に近いので音波痛に注意！

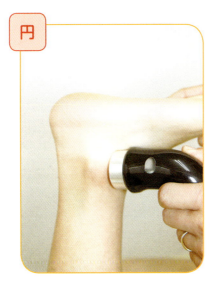

④足根洞

　外果の前下方の凹みに導子の外端を優しく押し込み外果に沿って小さく円を描くようにゆっくり動かし照射する。導子の面と患部の隙間が空くのでゲルは多めに使用する。
　骨が非常に近いので音波痛に注意！

FITワンポイントアドバイス

なぜ、足底から照射するのか？

背側からの照射は骨が近いため、音波痛がでやすい。そのため、足底からの照射により音波痛を軽減でき超音波の効果を最大限に発揮できる。

FIT解剖学ノート

筋の作用機序と構造

リスフラン関節
前足部分と中足部分の境界で足根中足関節のことである。

ショパール関節
距骨・踵骨と舟状骨・立方骨との間で構成されている。
距踵舟関節と踵立方関節とは横並びに強調して働くので、合わせて横足根関節と呼ばれる。

距腿関節
脛骨内果と脛骨下関節面、腓骨外果により距骨滑車がはまり込んで構成する。非常に安定した構造で、最終的に体重をすべて支える関節として理にかなった構造である。

足根洞
外果の前下方で距骨頸の外側に近ずけた際、大きくくぼんだ場所。
天井は距骨頸部足底側の距骨溝、底面は踵骨の前・中距骨関節面と後距骨下関節面の間にある踵骨溝のこと。

FITワンポイントアドバイス

足根洞への照射の必要性は？

足根洞には骨間距踵靭帯が存在する。その靭帯は踵骨の回外位でのスポーツ動作の繰り返しでストレスを生じることで痛みが起こる。また、足根洞には滑膜や神経終末が存在し痛みが発生しやすいので、それらの痛みの改善には超音波照射は有効である。

見解と治療ポイントの解説

足底筋膜炎

● 見解

　足底筋膜炎は偏平足の方に多く、またknee-in toe-outによる後脛骨筋・長趾屈筋・長母趾屈筋の機能低下により足底アーチが保てず炎症を起こす症例である。足底は強靭な足底腱膜に覆われその下に足底筋群が存在している。

　手技で足底筋を弛緩させようと強い刺激を与えると、腱膜に炎症が出る可能性があり症状を悪化させることがある。超音波は腱膜を透過することができ、足底筋群へダイレクトにアプローチが出来ると考えられる。

　ここでは、足底筋群等へのアプローチの方法を紹介する。

● FITテスト

・肢位　　　　　　　：腹臥位
・圧迫テスト　　　　：足底筋膜圧迫テスト、側方圧迫テスト。
・関節可動域テスト：趾伸展（母趾）、趾伸展（全ての趾）。

● 照射肢位

腹臥位にて膝関節90°、足関節背屈位、趾関節伸展位。

● 照射ポイント

①母趾外転筋 停止部
②母趾外転筋 起始部
③長趾屈筋腱・足底方形筋 停止部・短趾屈筋腱
④足底筋膜付着・足底方形筋 起始部・短趾屈筋 起始部
⑤長母趾屈筋腱
⑥長趾屈筋 起始部

● 照射方法

・円照射
・垂直照射
・ローテーション照射

● 注意点

音波痛に注意してローテーションをしっかりし、趾関節の背屈にて足底筋を伸ばす。

● 運動療法

趾関節伸展運動をさせながら照射する。

● 応用症例

足関節拘縮後療、踵骨骨棘炎、有痛性外脛骨など。

下腿・足

197

足底筋膜炎　FITテスト

● 足底筋膜圧迫テスト

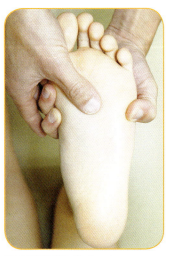

足底筋圧迫ポイント
腹臥位にて膝関節90°・足関節90°の肢位で、土踏まずの中央部またはやや末梢部。

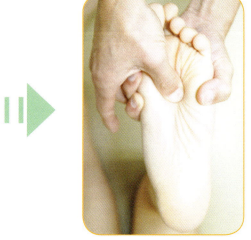

母指腹にて圧迫。

● 側方圧迫テスト

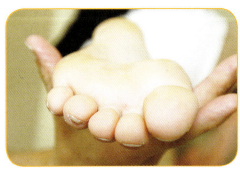

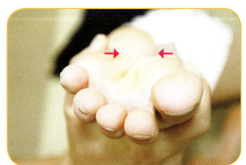

腹臥位にて膝関節90°・足関節90°の肢位で、中足部を写真のように両サイドから圧迫する。

●関節可動域テスト

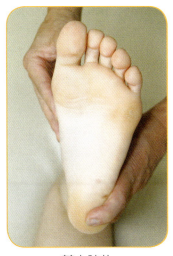
基本肢位
腹臥位にて膝関節90°足関節自然肢位、踵部を固定し母趾の先を軽く押さえ固定。

趾伸展（母趾）

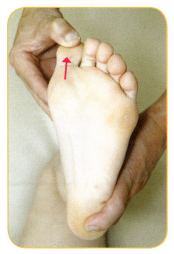
伸展
基本肢位より母趾の先を押さえ伸展。

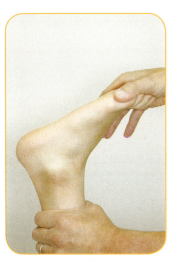
基本肢位
腹臥位にて膝関節90°・足関節自然肢位で足関節を把持して肢位を固定し、他方の手で足の趾を押さえ固定する。

趾伸展（全ての趾）

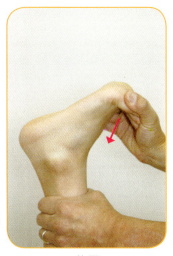
伸展
基本肢位から趾関節を伸展してストレッチ。

下腿・足

足底筋膜炎

超音波照射ポイント

照射肢位

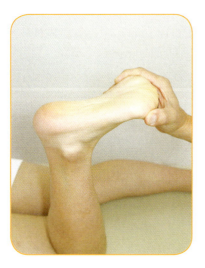

腹臥位にて膝関節 90°屈曲位、足関節背屈位、趾関節伸展位。

＜目的＞
足底筋群を伸展するため。

照射ポイント

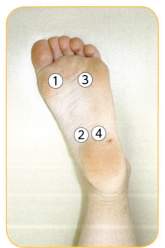
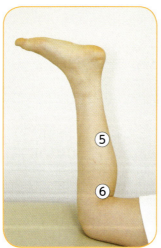

①母趾外転筋 停止部
②母趾外転筋 起始部
③長趾屈筋腱・足底方形筋 停止部・短趾屈筋腱
④足底腱膜付着・足底方形筋 起始部・短趾屈筋 起始部
⑤長母趾屈筋腱
⑥長趾屈筋 起始部

①母趾外転筋 停止部

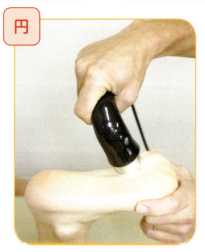

円

　内側種子骨（母趾球内側部）すぐ下に導子の面をぴったりあて、小さく円を描くようにゆっくり動かし照射する。導子の面と患部の隙間が空くのでゲルは多めに使用する。
　骨が非常に近いので音波痛に注意！

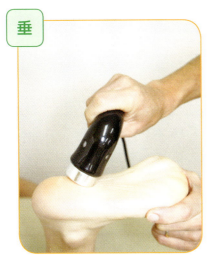

②母趾外転筋 起始部

　踵骨隆起内側部に導子の面に角度をつけて、半円を描くように筋の走行に対して垂直にゆっくり動かし照射する。導子の面と患部の隙間が空くのでゲルは多めに使用する。
　骨が非常に近いので音波痛に注意！

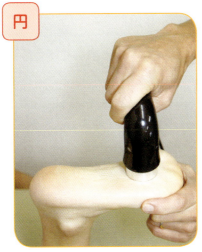

③長趾屈筋腱
　足底方形筋 停止部
　短趾屈筋腱

　第2～5中足骨骨幹部を狙って導子の面をぴったりあて、小さく円を描くようにゆっくり動かし照射する。
　音波痛に注意！

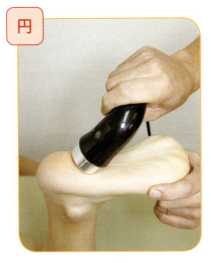

④足底腱膜付着
　足底方形筋 起始部
　短趾屈筋 起始部

　踵骨隆起下面のすぐ下に導子の面をぴったりあて、踵の曲面に合わせて小さく円を描くようにゆっくり動かし照射する。導子の面と患部の隙間が空くのでゲルは多めに使用する。
　骨が非常に近いので音波痛に注意！

足底筋膜炎 超音波照射ポイント

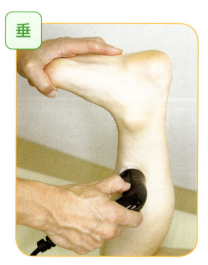

⑤長母趾屈筋腱

腓腹筋内側部を中枢部から末梢に触診し最初の凹みに導子の外端を優しく押し込み、導子の面を脛骨中枢に向け小さく筋の走行に対して垂直にゆっくり動かし照射する。
　骨が非常に近いので音波痛に注意！

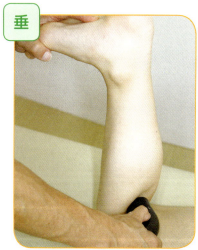

⑥長趾屈筋 起始部

腓骨頭の内側に導子の面をぴったりあて、筋の走行に対して垂直にゆっくり動かし照射する。
　脛骨神経が走行しているので音波痛に注意！
(写真上：横からの構図)
(写真下：後方からの構図)

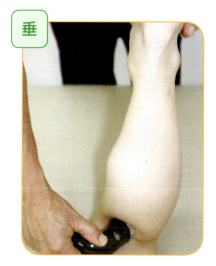

FIT解剖学ノート

筋の作用機序と構造

（起始：Origin　停止：Insertion　作用：Actionとする）

短趾屈筋

O ： 踵骨隆起下面。

I ： 第2～5趾の中節骨底。

A ： 第2～5趾のPIP関節・MTP関節を屈曲。

母趾外転筋

O ： 踵骨隆起内側・足底筋膜、舟状骨粗面、屈筋支帯。

I ： 内側種子骨を介して、母指基節骨底。

A ： 母趾基節骨の屈曲及び外転。

長母趾屈筋

O ： 腓骨体後面、下腿骨骨間膜。

I ： 母趾末節骨底。

A ： 母趾屈曲。足関節底屈。足部に対して回外（内反）。

長趾屈筋

O ： 脛骨の後面、下腿骨骨間膜。

I ： 第2～5趾の末節骨底。

A ： 第2～5趾屈曲。足関節底屈。足部の回外（内反）。

足底腱膜

O ： 踵骨隆起・内側突起。

I ： 第1～5趾基節骨・底側靭帯。

A ： 足部のアーチの保持。

下腿・足

STEP UP 5

小さいボールを使用する運動療法での足関節の可動域改善方法

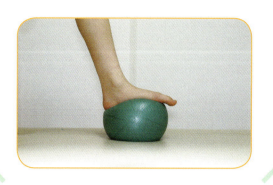

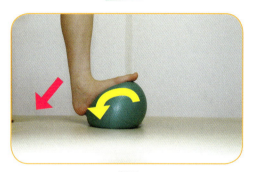

背屈

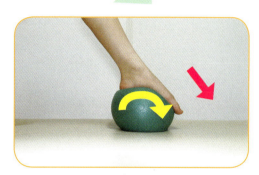

底屈

応用ポイント

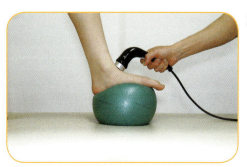

超音波を照射しながらおこなうとなお良い。

見解と治療ポイントの解説

外反母趾

● 見解

　外反母趾の痛みを超音波療法で軽減することは可能であるが、趾の形を元に戻すことはできない。痛みを軽減するために種子骨の動きをいかに良くするかを考える。種子骨は関節の滑車の役目をしているため、母趾が外反すると種子骨の位置もずれ、滑車の動きが悪くなるのも痛みの原因ではないかと考えられる。

　母趾の種子骨周辺は組織が薄く手技では刺激が強くなりすぎる。超音波エネルギーの温熱・音圧効果を利用し、種子骨に関与する筋肉を緩めることが種子骨の動きを良くし外反母趾の痛みが軽減できると考えられる。

　ここでは、母趾の内転筋、屈筋へのアプローチの方法を紹介する。

● FIT テスト

・肢位　　　　　　　：腹臥位
・関節可動域テスト：母趾の屈曲、母趾の伸展、母趾の内反。

● 照射肢位

腹臥位にて膝関節90°屈曲位、足関節背屈位、母趾を内反位。

● 照射ポイント

①母趾内転筋（横頭・斜頭）停止部
②母趾内転筋（横頭）起始部
③短母趾屈筋 停止部
④母趾内転筋（斜頭）起始部・短母趾屈筋 起始部

● 照射方法

・垂直照射
・ローテーション照射

● 注意点

種子骨が近いので音波痛に注意が必要。

● 運動療法

母趾屈伸運動をさせながら照射する。
母趾内反運動をさせながら照射する。

● 応用症例

母趾の関節拘縮後療など。

下腿・足

外反母趾

FITテスト

●関節可動域テスト

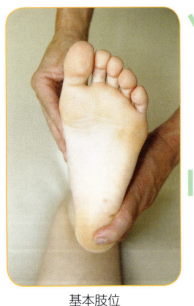

基本肢位

腹臥位にて膝関節90°足関節90°、踵部を固定し母趾の先を軽く押さえ固定。

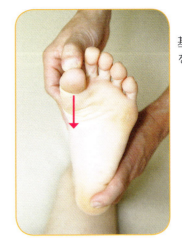

母趾屈曲

基本肢位より母趾の先を押さえ屈曲。

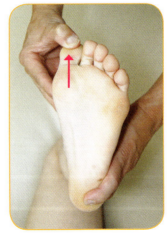

母趾伸展

基本肢位より母趾の先を押さえ伸展。

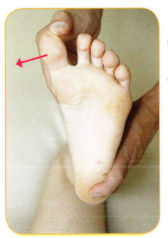

母趾内反

基本肢位より母趾の先を押さえ外に開き内反。

超音波照射ポイント

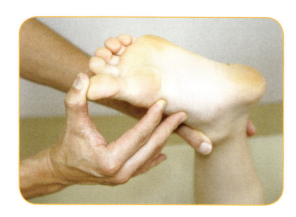

照射肢位

腹臥位にて膝関節90°屈曲位、足関節背屈位、母趾内反位。

＜目的＞
母趾の内転筋群、屈筋群を伸展するため。

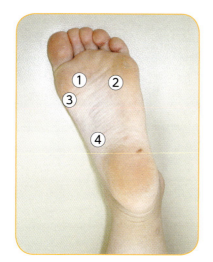

照射ポイント

①母趾内転筋（横頭・斜頭）停止部
②母趾内転筋（横頭）起始部
③短母趾屈筋 停止部
④母趾内転筋（斜頭）起始部・短母趾屈筋 起始部

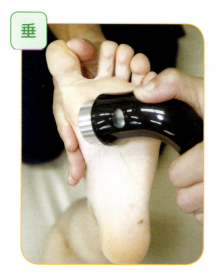

①母趾内転筋（横頭・斜頭）停止部

　母趾を内反しながら導子を内側の種子骨側面（母趾球の内側）に外端を立て優しく差し込み、半円を描くように筋の走行に対して垂直にゆっくり動かし照射する。導子の面と患部の隙間が空くのでゲルは多めに使用する。
　骨が非常に近いので音波痛に注意！

外反母趾

超音波照射ポイント

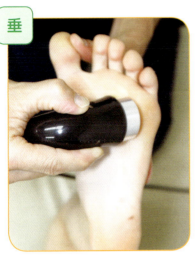

垂

②母趾内転筋（横頭）起始部

母趾を内反しながら導子を母趾球の外側に外端を立て優しく差し込み、第2～5趾の中足骨に導子の面を向け筋の走行に対して垂直にゆっくり動かし照射する。導子の面と患部の隙間が空くのでゲルは多めに使用する。
骨が非常に近いので音波痛に注意！

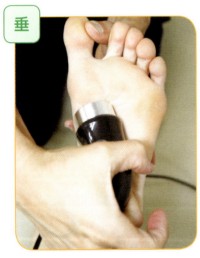

垂

③短母趾屈筋 停止部

母趾を内反しながら導子を内外側の種子骨の下面（母趾球の下面）に外端を立て優しく差し込み、半円を描くように筋の走行に対して垂直にゆっくり動かし照射する。導子の面と患部の隙間が空くのでゲルは多めに使用する。
骨が非常に近いので音波痛に注意！

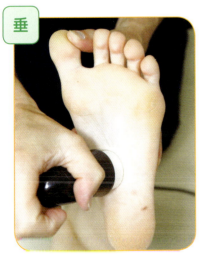

垂

④母趾内転筋（斜頭）起始部
　短母趾屈筋 起始部

母趾を背屈しながら導子の面を立方骨（踵の頂点から土踏まずの下がったところの窪み）にあて、筋の走行に対して垂直にゆっくり動かし照射する。
骨が非常に近いので音波痛に注意！

FIT解剖学ノート

筋の作用機序と構造

（起始：Origin　停止：Insertion　作用：Actionとする）

母趾内転筋（横頭）

O　：　第2～5中足趾関節包、靭帯。
I　：　外側種子骨ならび母趾基節骨底。
A　：　母趾の内転及び屈曲。

短母趾屈筋

O　：　外側楔状骨・立方骨・長足底靭帯。
I　：　外側は外側種子骨を介して母趾基節骨底。内側は内側種子骨を介して母趾基節骨底。
A　：　母趾基節（骨）の屈曲。

長母趾屈筋

O　：　腓骨体後面、下腿骨間膜後面下部。
I　：　母趾末節骨底。
A　：　母趾屈曲。足関節底屈。足部に対して回外（内反）。

母趾内転筋（斜頭）

O　：　長足底靭帯・外側楔状骨・第2・3中足骨底。
I　：　外側種子骨ならび母趾基節骨底。
A　：　母趾の内転及び屈曲。

下腿・足

209

FITワンポイントアドバイス

より効果的に超音波治療器の能力を発揮させるには？

　超音波治療器は導子からしっかりと超音波のエネルギーが出ないと最大限の効果が得られない。定期的な超音波導子の検査と手入れが大切である。

検査方法

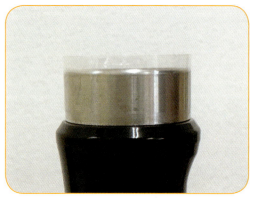

①導子の周りをセロテープで一周覆い、堀の様なものを作る。

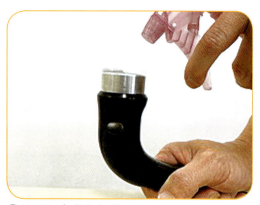

②そこに水を入れる。

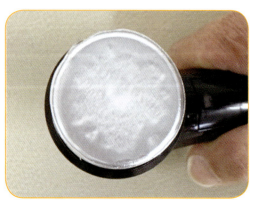

③超音波を発振する。
左の写真のように上からは全体的に発振しているか？右の写真のように横からは山になっているか？を確認する。

・導子の寿命を長くするには使用後に綺麗に保つこと、ゲルは透明な物を使うことである。
　また、一日の終わりに感謝を込めて導子の面と導子ホルダーを水拭きする。

最後にそれぞれ

　この度は『よくわかる超音波療法』のご購入誠に有難う御座いました。
　この本の作成は私、高田が起業して事業を始めた約2ヶ月位経過した時の一本の電話からスタートしました。その電話は突然の出来事でした。「高田君独立したんだって?」と何かの噂を聞き藤井院長から電話をいただきました。そして、「また、一緒に仕事をしようよ。」とこれだけの会話からスタートしました。僕は「お電話有難うございます。是非、何かしましょう。考えます。」と返答し、そこから何をしようかと構想から始まり今回の企画となりました。
　「FIT療法」のセミナーを藤井院長と始めた頃は、物理療法の器械を使用した実技中心のセミナーはほとんどありませんでした。この本の企画・構想は、藤井院長とあの頃と同じようにまだ無い事を一緒にしたいと思って始めました。物理療法を使用した、詳細を伝える本はないと思います。
　東京へ来てもらい何回も打ち合わせをし、それから電話で何度も打ち合わせをしました。そして、仙台に行き写真撮影と編集、また、再度撮影し直しました。そこから、もっと良い本を作成したいと追加の構想と撮影・編集をしている間に80％ほど出来上がった時に、私が「追加したい項目がある。」とまた提案し構想を練り直して、再度撮影のやり直しをして、撮影が終わり、写真に納得せず再度取り直したいと言い出し約2年かけて出来上がりました。
　藤井院長のご家族と院のスタッフ全員のご協力がなければ、ここまでスムーズに出来上がることはなかったと思います。私の完成までのわがままに本当に良く付き合ってくれたと思いますし、感謝致します。
　はじめは藤井院長と私は自費出版での販売を検討しておりましたが、本を出版するにあたり大きな壁が立ちはだかった頃に三和書籍の高橋社長と本当にタイミングよく出会う事ができました。この本の出版について相談したところ、とても対応がよく、こちらが困っている事項には相談に応じてくれ、実際に困難を乗り越えるお手伝いもしていただきました。
　千葉県と宮城県なのでそう簡単に会って打ち合わせなど出来るわけではなく、電話で何回も打ち合わせをしてここまで長く時間が経過してしまいましたが、藤井院長、私が自信を持ってご紹介できる内容と仕上がりました。
　本を作成しながら今後やりたい事もできましたので、またそれの実現の為に協力いただこうと勝手に思っていますがそれは必ず実現させます。
　また、この本を活用していただきもっと多くの治療家の方に超音波治療器の素晴らしさが伝わり、それが患者さんへ伝わっていくことが藤井院長と私の願いです。
　この本を作成するにあたり藤井院長のご家族の皆様には忙しい中、何度も夜遅くまで撮影に協力いただき有難う御座いました。編集に協力いただいたふじい接骨院のスタッフの方々には、業務終了後深夜に及ぶ編集協力をいただきました。多くの方々のご協力を得てここまでできました。本当に感謝しています。

ありがとうございました！

クリア・ポート株式会社
代表取締役　高田　浩瑞

最後にそれぞれ

この度は『よくわかる超音波療法』をご購入頂き誠に有難うございました。
―こんなのはじめて！というような新しい物理療法の世界へようこそ！―

こうして、一冊の本を出版するにあたり本当に多くの方々の協力が必要でした。この一冊の本の為に、四半世紀以上をかけて自分の身に沁み込ませてきた技術を初めて文章化し、治療法が少しでも詳しく伝わるようにと載せる写真一つをとっても照射ポイントを始め、さまざまな角度から何度も確認を重ねました。何もかもが初めての経験で苦労も多かったのですが、新鮮さも学びも期待もたくさんありました。

その様な中、クリア・ポート株式会社社長の高田浩瑞氏には、FIT療法の研究から完成、先駆けとなる全国セミナー、そして本の作成においては三和書籍の髙橋氏との橋渡し役もして頂き、本当にお世話になりました。

三和書籍の代表取締役髙橋考氏やそのスタッフの方々には、出版に関して右も左もわからない私に的確なアドバイスをくださり、また多くのわがままも引き受けて頂きました。

ふじい接骨院スタッフには、通常勤務の合間を縫って本の内容や照射ポイント、テスト法、文章の校正、写真撮影、モデルなど様々な面で協力してもらいました。中でも根本あすな氏は文章の言い回し、校正において、何度も何度もパソコンと格闘し、パソコンの画面が夢に出るほどまでに協力してくれました。

長女・次女・三女は時間のない中で写真のモデルに、特に三女はFIT療法の完成にあたり被検者として、時には音波痛を感じながらも協力してくれました。

本を作りたいという思いが自分の中に生まれてからこうして実際に作業を行えるようになって遂に完成した、そのすべての年月と工程を思い返す時、"感謝"の一言だけが胸に溢れます。

治療法ひとつをとっても、本の制作過程のどの部分をとっても、協力し、助けてくれた人々がいてこそできたことでした。今日まで共に歩んでくださった皆さんに心から感謝します。

この本を手に取ったあなたが、新しい物理療法を会得し、多くの患者様を笑顔にできることを祈念致します。

最後に、二十五年以上の歳月の間、家庭でも職場でも陰になり日向になり支え続けてくれた妻へ、愛する子どもたちを今日までしっかり育て上げてくれた妻へ、この本を出版するか否かの決断にあたり、積年の夢と付随する不安との間で葛藤に苦しむ日々の最中にいた私に、「あなたが今まで地道にコツコツ努力してきた技術を文字として表すべきだよ！」と、私の背中を強く押してくれた妻へ、この場を借りて感謝の言葉を伝えます。

美生子、本当にありがとう。

ふじい接骨院
院長　藤井　裕文

参考文献

- チャートブック　骨格筋の解剖
  2011年4月15日
  編著者　川原群大　発行者　園部良徳
  発行所　株式会社産学社エンタプライズ
- 運動機能障害の「なぜ?」がわかる評価戦略
  編集・執筆　工藤慎太郎　医学書院
- 標準理学療法学・作業療法学　専門基礎分野　解剖学　第2版
  編集　野村山義　医学書院
- 運動療法のための機能解剖学的触診技術　上肢・下肢・体幹
  監修　青木隆明　著者　林典雄　MEDICAL VIEW
- 柔道整復学（実技編）
  2000年4月25日　発行
  編集者　社団法人全国柔道整復学校・教科書委員会
  発行者　本郷允彦　発行所　株式会社南江堂
- ベースボールプレーヤーズTCA理論（肩編）
  平成8年5月5日　第2刷発行
  著者　立花龍司　発行者　矢久保双雄　発行所　日刊スポーツ出版社
- スポーツセラピストのためのスポーツ外傷・障害マニュアル
  1989年11月25日　第2版
  著者　Merrill A.Ritter,M.D.
  　　　Marjorie J.Albohm,A.T.,C.
  翻訳　魚住廣信　発行者　戸部宗七郎　発行所　医道の日本社
- 足のクリニック−教科書に書けなかった診療のコツ−
  2004年7月10日　発行
  著者　井口傑　発行者　本郷允彦　発行所　株式会社南江堂
- ［改訂新版］写真で学ぶ整形外科テスト法
  平成7年6月10日　初版
  監訳者　斉藤明義　発行者　戸部雄一郎　発行所　医道の日本社
- ネッター解剖学アトラス（原書第3版）
  2006年12月20日　第4刷発行
  著者　Frank H. Netter　訳者　相磯貞和
  発行者　小立鉦彦　発行所　株式会社南江堂
- 運動療法のための機能解剖学的触診技術−上肢
  2007年5月1日　第8刷発行
  監修　青木隆明　著者　林典雄　発行者　浅原実郎
  発行所　株式会社メジカルビュー社
- 運動療法のための機能解剖学的触診技術−下肢・体幹
  2007年1月20日　第6刷発行
  監修　青木隆明　著者　林典雄　発行者　浅原実郎
  発行所　株式会社メジカルビュー社
- 標準理学療法学・作業療法学専門基礎分野　解剖学
  2008年12月15日　第2版第8刷
  シリーズ監修　奈良勲・鎌倉矩子　編者　野村嶬
  発行者　株式会社医学書院
- 関節運動学的アプローチ（AKA）
  1990年8月30日　第1版第2刷発行
  編者　博田節夫　発行者　三浦裕士　発行所　医歯薬出版株式会社
- クリニカルマッサージ
  ひと目でわかる筋解剖学と触診・治療の基本テクニック
  2004年6月20日　初版4刷
  著者　James H.Clay　David M.Pounds
  監訳者　大谷素明　発行者　戸部雄一郎
  発行所　株式会社医道の日本社
- 運動器疾患の「なぜ?」がわかる臨床解剖学
  2012年10月1日　第1版第3刷
  編著　工藤慎太郎　発行所　株式会社医学書院
- スポーツ外傷・障害Q&A
  2005年3月20日　第11刷発行
  著者　小出精一　発行者　小立鉦彦　発行所　株式会社南江堂
- 症状・疾患別　キネシオ・テーピング法・上巻
  平成2年12月20日　第4刷
  著者　加瀬建造　発行者　戸部宗七郎　発行所　医道の日本社
- 症状・疾患別　キネシオ・テーピング法・下巻
  平成2年8月10日　第3刷
  著者　加瀬建造　発行者　戸部宗七郎　発行所　医道の日本社
- EBM物理療法　原著第3版
  編著　Michelle H.Cameron　訳　渡部一郎
  発行所　医歯薬出版株式会社
  2010年3月10日　第3版第1刷発行（3rd Ed.）
- スイスボール
  2006年2月20日　初版2刷
  著者　B. カリエール監訳者　冨田昌夫　訳者　額谷一夫
  発行者　深田良治
  発行所　シュプリンガー、フェアラーク東京株式会社
- ボールエクササイズ
  2006年1月31日　第3刷発行
  監修　伊丹康人　共著　森谷敏夫、石井千恵
  発行者　川井弘光
  発行所　金原出版株式会社
- クライオセラピー
  1997年12月20日　第1版第1刷発行
  著者　Kenneth L. Knight
  監修者　田渕健一　訳編　Sports medicine Quarterly編集部
  発行者　松葉谷　勉
  発行所　有限会社　ブックハウス・エイチディ

〈著者紹介〉

藤井　裕文 （ふじい　ひろふみ）

ふじい接骨院　院長

〈略歴〉

1965年生まれ	
1990年	赤門鍼灸柔整専門学校卒
1994年	宮城県仙台市宮城野区銀杏町にてふじい接骨院開業
1994～2019年現在	仙台市立仙台工業高等学校 ラグビー部トレーナー
1995～1998年まで	宮城県選抜女子ソフトボールチームトレーナー
2000～2003年まで	宮城県仙台第一高等学校 ラグビー部トレーナー
2001～2007年まで	宮城県国体銃剣道成年・少年チームトレーナー
2012～2016年まで	宮城県利府高等学校 バレーボール部トレーナー
2012～2017年まで	東北大学女子ボート部バランスボールトレーニングコーチ
2016～2017年まで	東北大学男子ボート部ウェートトレーニングコーチ
2016～2019年現在	宮城県利府高等学校　スポーツ科講師
2000～2019年現在	バランスボール指導員

2009年2月から超音波療法のセミナーを158回連続で行っており、受講者数は延べ4,200人を超えている。その人気の秘密は「短時間で効果的な結果を出す」施術方法にある。2000年からはバランスボールを使った治療法も加えており、この分野の第一人者である。

〈協力〉

高田　浩瑞 （たかだ　ひろみず）

クリア・ポート株式会社　代表取締役

2019年3月より、医療機器や衛生材料を販売する会社を開始、取引先は東北から九州までの取引実績がある。セミナー活動も積極的におこなっており、ホームページでも確認できる。

よくわかる超音波療法
― 「FIT療法」の効果的な治療ポイント―

2019年9月26日　第1版第1刷発行

企画・編集	藤井　裕文（ふじい接骨院・院長・柔道整復師）	
	高田　浩瑞（クリア・ポート株式会社）	
編集協力	藤井　美生子（カメラマン・柔道整復師）	
	藤井　春帆	
	藤井　更紗	
	藤井　裕生	
	根本　あすな（ふじい接骨院・柔道整復師）	
	冨樫　眞一郎（ふじい接骨院・柔道整復師）	
	常盤　遼（ふじい接骨院・柔道整復師）	
販売所	クリア・ポート株式会社	
	https://clearport-takada.com	
発行者	髙橋　考	
発　行	三和書籍 Sanwa co.,Ltd.	
	〒112-0013　東京都文京区音羽2-2-2	
	TEL 03-5395-4630　FAX 03-5395-4632	
	info@sanwa-co.com/	
	https://www.sanwa-co.com/	
印刷/製本	中央精版印刷株式会社	

乱丁、落丁本はお取り替えいたします。
無断転載・複製を禁ず。
©2019 Hirofumi Fujii

ISBN978-4-86251-369-4　C3047

三和書籍の好評図書

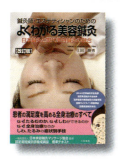

鍼灸師・エステティシャンのための 【改訂版】よくわかる美容鍼灸
日本鍼灸と現代美容鍼灸の融合

上田 隆勇 著　一般財団法人 日本美容鍼灸マッサージ協会理事・鍼灸治療院ブレア元町院長
B5判／並製／240頁　本体6,800円＋税

● 『美容鍼灸とは、「顔を体調や心、体全体の経絡の変調を映し出す鏡としてとらえ、肌の悩みの原因となっている体の全身治療（本治）を行い、しわ、たるみ、ニキビや肌荒れなど局所の治療（標治）を行い、悩みを改善していく鍼灸治療」』である。この考えに基づき、本書では、期待できる効果や背景、リスク管理にいたるまで、豊富な写真と図を用い、細かく解説した。

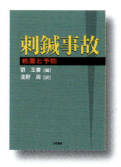

刺鍼事故〈処置と予防〉

劉 玉書 編　淺野 周 訳
A5判／並製／406頁　本体3,400円＋税

● 誤診の多様な例をあげて予防と処置方法を図入りで解説した本。中国で1998年11月に出版された『鍼刺事故・救治与預防』中医古籍出版社の翻訳書。著者は1988年に出版された『鍼刺事故類案選析』という本を補足して、本書を作った。神経系、呼吸器系、循環器系、消化器系、泌尿生殖器系、視聴覚器官に対する間違った刺鍼例を列挙し、それによってもたらせる症状、ミスをしたときの処置方法、重要な臓器を刺鍼してしまったときの症状などが述べられている。

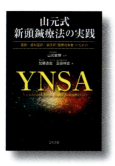

医師・歯科医師・鍼灸師（医療従事者）のための
山元式新頭鍼療法の実践

山元 敏勝 監修　加藤 直哉／冨田 祥史 著
A5判／並製／238頁　本体3,600円＋税

● 2011年に発売された『慢性疼痛・脳神経疾患からの回復　YNSA山元式新頭鍼療法入門』から7年が経過し、上腕診断点、Iソマトトープなどの新たな診断、治療点を今回追記した。また、あまり触れられなかったYNSAの論文の解説や、要望の多かった難治性疾患の症例報告と実際に使った治療点などを追加した。さらに、痛みについての新しい医学的知見などを加え、前回からはるかに進化した内容となっている。

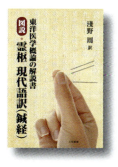

図説・霊枢 現代語訳（鍼経）

淺野 周 訳
A5判／並製／386頁　本体3,800円＋税

● 古典の三大鍼灸書とは『鍼灸甲乙経』『鍼灸大成』と本書の『霊枢』である。『霊枢』が書かれた時代は、まだ紙がなく、木簡や竹簡に書かれていたため、文字が判読できなかったり、ページが前後していたりと、きちんとした形の翻訳本は存在していなかった。鍼灸の一治療家として、この三大鍼灸書を現代語に訳して残したい、という著者の希望で作成された。本書は、古代の文字などは読みにくいため、同じ意味の現代の文字と入れ替えたりするなど、著者が工夫して訳している。

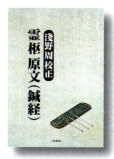

淺野 周 校正・霊枢 原文（鍼経）

淺野 周 校正
A5判／並製／166頁　本体2,800円＋税

● まだ紙がない時代に書かれた『霊枢』を歴代の鍼灸家たちが、正しいと思われる文字や順序を解明し書き改めてきた。そのため、複数冊の『霊枢』が存在している。『霊枢』の翻訳書は日本にも存在している。しかし原文は少ないということで、原文も出版することになった。翻訳本は、訳者によって解釈が異なるため、原文を参考にして、翻訳本を見比べてみることができる。

三和書籍の好評図書

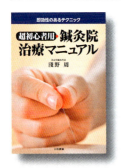

超初心者用・鍼灸院治療マニュアル

淺野 周 著
A5判／並製／326頁　本体3,500円＋税

●北京堂の鍼治療理論に始まり、治療に関するテクニックを余すところなく紹介している。そして36種の疾患別治療法は、いずれも即効性のある北京堂式テクニックである。最後には、テクニックをマスターした後、開業を維持していくポイントや更にスキルアップしていくための勉強方法など、著者の実体験を基にわかりやすく書かれている。

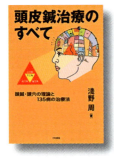

頭鍼・頭穴の理論と135病の治療法
頭皮鍼治療のすべて

淺野 周 著
A5判／並製／273頁　本体4,200円＋税

●本書は、頭鍼を網羅した体系書である。その内容は、各種頭鍼体系のあらましから詳細な説明、頭鍼と頭部経絡循行との関係、治療原理、取穴と配穴、最新の刺法を含めた操作法、併用する治療法、気をつけるべき刺鍼反応と事故、というように頭鍼理論の解説から実践治療の紹介まで幅広い。すべての鍼灸師、医師必携の書。

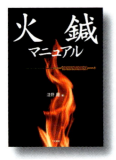

火鍼マニュアル

淺野 周 著
A5判／並製／152頁　本体3,200円＋税

●「火鍼」は、直接灸の効果を併せ持つ鍼治療である。本書は火鍼による治療法を症例別に、【病因】、【治療（ツボの位置と鍼の動かし方）】、【文献（伝統医学の見地からの参考文献の和訳）】、【カルテ（著者の治療事例）】、および【備考（その他の注意点）】に端的に整理しまとめた。

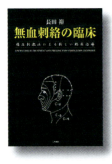

無血刺絡の臨床
痛圧刺激法による新しい臨床治療
薬を使わず刺抜きセッシを用いて皮膚を刺激する新しい治療法

長田 裕 著
B5判／並製／307頁　本体9,000円＋税

●鍼治療の本治法を元に、東洋医学の経絡経穴と西洋医学のデルマトームとを結びつけ融合させた新しい髄節刺激理論による新治療体系である。
　この治療法は副作用や危険を伴うことはなく、安全にかつ有効に不愉快な諸症状あるいは疾病の改善に役立つものと考えられている。

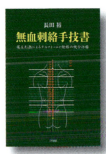

無血刺絡手技書
痛圧刺激によるデルマトームと経絡の統合治療
医学界に衝撃を与えた『無血刺絡の臨床』の続編

長田 裕 著
B5判／並製／147頁　本体6,000円＋税

●本書は、脳神経外科医である著者がデルマトーム理論を基に臨床経験を積み上げる中で無血刺絡の実技を改良してきた成果を解説した。
　「督脈」の応用など新たな貴重な発見も多く記述されており、無血刺絡に興味のある鍼灸師、医師、歯科医師にとってはまさに垂涎の書である。